発達障害のいま

杉山登志郎

講談社現代新書

2116

目次

臨床的経過		頻度	併存症
期における臨床的特徴	青年期における臨床的特徴		
が通常の教育で難、学習の理解良であるが感情は健常児と同じ	特別支援教育を受けない場合には学校での不適応、さらに被害念慮に展開することもある	1.1％	心因反応、被害念慮、うつ病など
校中学年ごろか業成績が不良と、ばらつきも大	それなりに適応する者が多いが、不適応が著しい場合は、不登校などの形を取ることも多い	14％	軽度発達障害群、自閉症スペクトラム障害にむしろ併存症として認められることが多い
ざまなこだわりの存在、学校の理解が不十分な特別支援教育以教育は困難、親愛着が進む	適応的な者はきちんとした枠組みの中であれば安定、一方激しいパニックを生じる場合もある	0.6％	多動性行動障害、気分障害、てんかんなど
的状況の読み取苦手、集団行動しい困難、友人りにくい、ファジーへの没頭	孤立傾向、限定された趣味への没頭、得手不得手の著しい落差	1.5％～?	学習障害、発達性協調運動障害、多動、不登校、気分障害など多彩
年における着席、衝動的行動、学遅れ、忘れ物な注意による行動	不注意、抑うつ、自信の欠如、時に非行	3％～5％	反抗挑戦性障害、抑うつ、非行など
での苦手さが目ようになる	純粋な学習障害の場合は、ハンディを持ちつつ社会的適応は良好な者が多い	5％～10％	学習障害自体がさまざまな発達障害に併存して生じることが多い
校高学年には生支障となるよう器用は改善	不器用ではあるがそれなりに何とかなる	??	他の軽度発達障害との併存が多い
性の行動障害、に解離症状が発	解離性障害および非行、うつ病、最終的には複雑性ＰＴＳＤへ移行	2％～3％	特に高機能広汎性発達障害は虐待の高リスク、もっとも多い併存は反応性愛着障害と解離性障害

	障害名	定義	
			幼児期における的特徴
第一グループ	精神遅滞	標準化された知能検査でIQ 70未満、および適応障害	言葉の遅れ、歩遅れなど全般的れの存在
	境界知能	標準化された知能検査でIQ 70以上85未満	若干の軽度の遅み
第二グループ	知的障害を伴った自閉症スペクトラム障害	社会性の障害、および想像力の障害	言葉の遅れ、視合わない、親か気で離れるなど
	高機能自閉症スペクトラム障害	上記の障害を持ち、知的にIQ 70以上	言葉の遅れ、親愛着行動の遅れ団行動が苦手
第三グループ	注意欠陥多動性障害（ADHD）	多動、衝動性、不注意の特徴および適応障害	多動傾向、若干葉の遅れ
	学習障害（LD）	知的能力に比し学力が著しく低く通常の学習では成果が上がらない	若干の言葉の遅呈する者が多い
	発達性協調運動障害	極端な不器用さ	不器用、他の障併発する者が多
第四グループ	子ども虐待	子どもに身体的、心理的、性的加害を行う、子どもに必要な世話を行わない	愛着の未形成、不良、多動傾向

発達障害の新たな分類とその経過

序章　母子並行治療をおこなったヒナコ

ある少女のケース

この本でこれから取り上げてゆく問題は、すべて現在わが国の臨床最前線でもちあがっている発達障害を取り巻く多岐にわたる論議である。

このなかには、最新の医学における知見が数多く含まれていて、複雑な検討を要するものも少なくない。これから述べることが理論のみに流れないために、最初に具体的な症例を取り上げておきたい。

＊

ヒナコは診断としては知的に遅れのない広汎性発達障害の一グループであるアスペルガー障害という、社会的な苦手さを、生まれつきもっている少女である。

ここでその呼称についてあらかじめ述べておきたい。自閉症を中心とする社会性の障害を生来もつ発達障害のグループは国際的診断基準によって一九八〇年以後、広汎性発達障害と呼ばれてきた。しかし、今後このグループは、これから登場する新しい国際診断基準では、自閉症スペクトラム障害と総称されることがすでに決まっている。そこで本書では、近く正式な呼称になる自閉症スペクトラム障害を用いることにしたい。

ヒナコは幼児期から落ちつかなかった。母親と目が合わないわけではないが、一瞬でずれてしまい、また興味のあるところに向かって突進し、カンが強く、過敏であった。のちに、嫌いな音がたくさんあることが明らかになった。現在でも、赤ちゃんの泣き声などは著しく苦手である。お母さんの記憶では、歩くと同時に走り出すようになったという。

お母さんが働いていたので、保育園に二歳代から入園したが、入園してすぐに開いていた園の玄関から外へと脱走し、ひと騒ぎ起こした。このあとから園ではヒナコがいる間は、園の玄関を閉め切るようになったという。

先生の言うこともなかなか聞けず、しばしばパニックを起こした。しかし言葉の遅れはなく、二歳代には二語文を話すことができた。三歳で医療機関を初めて受診し、言葉の遅れのない、知的に高い自閉症スペクトラム障害と治療者が診断を告げ、その後継続的なフォローアップが始まった。

体験入学

ヒナコは集団行動でのトラブルが絶えず、しばしばパニックも起こした。しかし繰り返しになるが言葉の遅れはまったくなく、頭はよく、むしろ弁が立ち、たとえば自分が突進して友達を突き飛ばして泣かせてしまい、周りから謝りなさいと言われても、「○○が私の邪魔をしてわざとよけなかったからだ、皆が駆け寄る水道の前に立っているのがいけないんだ、先生はなぜ○○を注意しないんだ」、と自己弁護に終始してわめき散らすため、周りの子が引いてしまうという状況だった。このころ、興奮が続くと夜もなかなか寝付けず、お母さんのほうが先にダウンして寝入ってしまうこともよくあったという。

ヒナコは知的にはまったく問題がないが、通常学級で授業を受けられるかどうかお母さんは悩まれた。それでは「試し入学」をさせてもらえないか学校に尋ねてみたらと、筆者が勧めたところ、学校は快く通常クラスと支援クラスの両方の体験入学をさせてくれた。

ヒナコは三日間にわたって一年生のクラスに混ざって過ごした。すると、冬の時期で、たまたまコンコン咳をしている子どもが多かった（彼女は咳の音がすごく嫌いだった）という気の毒な事情もあって、通常クラスでは大暴れや教室からの飛び出しが何度もあり、一方、支援学級の少人数クラスではきちんと勉強もできた。

この試験登校でお母さんはすっかり納得し、入学後は校区の特別支援クラスに通い、一緒にできそうなものは通常クラスで授業を受けることになった。

こうしてヒナコは、支援クラスと通常クラスを行ったり来たりという学校生活を送るようになり、小学校生活そのものは至極順調であった。睡眠に関しては、この時期からごく少量の抗精神病薬を服用し、生活リズムが安定したこともプラスになった。またヒナコ自身も、徐々に嫌いな音に対しても我慢をする姿勢がみられるようになった。

両親の不仲

ご両親の仲がおかしくなってきたのは、ヒナコがこうして小学校に入学したころだった。ヒナコのお母さんからそれまで伺っていたお父さんの姿はというと、「ヒナコそっくり」とのことであった。お母さんから聞いたのは次のような事情である。

お父さん（仮にケンジと呼ぶ）は、頭がとてもよく優秀な人だが、人付き合いは非常に不得手で、対人的には孤立しやすく、また被害的（周りの人たちが自分に対して悪意を持っていると思うこと）にもなりやすく、これまでもしばしば会社ではトラブルを起こしてきた。周りに協調して動くことが著しく苦手で、チームで動くよりも自分に与えられた仕事をひとりでするほうが、成果が上がるという。お父さんの家系は、こういった人が揃っていて、家族全体あまり仲が良くない。

ケンジのお父さん（つまりヒナコの祖父）は、おそろしくワンマンな人で、他人の話などまったく聞かず、事業を興しては失敗し、ということを繰り返し、ケンジ自身も幼いころはひどく不安定な生活を送ったらしい。子どものころはかなり暴力もふるわれたという。ケンジは仕事の選択をめぐって父親と大げんかをし、以後、実家とは絶縁状態になっているという。

一年ほど前、会社で些細《ささい》なことから上司と対立し、ケンジは辞表を出してしまった。もともと優秀な人なので、すぐに次の仕事を見つけたが、新しい仕事が以前のようにマイペースではできないのが大変のようで、徐々にうつっぽくなり不機嫌が募った。ふさぎこんで、お母さんにもヒナコにも八つ当たりのように怒鳴ったりすることが増えた。

このままではまたすぐに仕事を辞めてしまいそうなので心配、とお母さんは言う。お母さん自身は、ずっと専門的な仕事をしていて、再度ケンジが失職してもすぐに経済的に困窮することはないのだが、お父さんの様子はどんどん深刻化しているように感じるという。

ヒナコのような知的な遅れのない自閉症スペクトラム障害の子どもの父親が、子どもによく似た性格傾向というのはよくあることで、また後述するように、こういう人たちにうつ病が非常に多いので、必要があればお父さんのカルテを作る、と伝えてもらったが、ケンジは奥さんの提案に対し、バカにするなと一蹴したという。

父ケンジの自殺

そうこうするうちに、ケンジはうつだけでなく、非常にハイテンションになって攻撃的になる時期と、落ち込んでいらいらしている状態とを繰り返すようになった。その結果、お父さんとお母さんは時に激しく言い合いをするようになり、ついにお父さんから、ヒナコやお母さんに暴力がふるわれるようになった。

　このあと述べるが、お母さんは身内の暴力を見て育ってきており、暴力の出現で一挙にケンジへの気持ちが冷えてしまい、ヒナコを連れて直ちに別居した。この時点でケンジは近くのクリニックを受診したようである。

　しかし気分の上下は受診のあと、むしろひどくなった。この理由についてはのちに筆者の推察を述べる。やがてケンジはお母さんの推測どおり、新しい職場も辞めてしまい、ケンジとお母さんは離婚した。ヒナコがお父さんに対して怯《おび》えるようになっていたからとお母さんは言う。ケンジはこの時も別の仕事に就くことができたのだが、ヒナコに「会わせろ」「会わせない」をめぐってしばらく激しいやりとりが続いたあと、ケンジは失踪してしまった。半年後、遠方の地で遺体が発見され自殺と断定された。

　お母さん（仮にミホと呼ぶ）は、ケンジの失踪という事件に対し、もちろんショックを受けたが、むしろ「勝手に一人で何もかも逃げてしまい」と当初は怒りのほうが強かったという。しかしケンジの自殺が明らかになってから一年あまりを経たところで、今度はミホの調子がはっきりとおかしくなってきた。ひどく涙もろくなり、ヒナコのほうは徐々に落ちついてきているのにもかかわらず、外来では「ヒナコがこのままで、社会に出てやっていけるのか」という不安を延々と訴える。明らかにお父さんとヒナコとが重なって過剰な心配を引き起こしてしまっている。それだけでなく、もともと弁だけは立つヒナコのひと言ひと言にミホは傷ついてしまうという。

母ミホの生育歴

ミホは整った顔立ちの人である。そしてもともと表情があまり豊かではない。何を考えているのか、顔を見ただけでは推測が難しいところがあった。その彼女が、ますます無表情になったのである。こんな顔つきで家庭で生活しているのでは、いくら自閉症スペクトラム障害でも、ヒナコがいらいらしても仕方ない、とこちらが思わず考えてしまうまでにミホは仮面様になった。それで、そのことをやんわりと言うと、まったく表情を崩さずにわっと泣き出した。表情は変わらず、延々と涙だけあふれ出るのである。これにはこちらもたじろいだが、聞けば幼児期からミホは自分のお母さんから「表情がない」と言われつづけており、そのことが心の傷になっているのだという。

ケンジの失敗で懲りていたので、ミホには「うつ病」になっていると考えられることをはっきり告げ、ミホのカルテを作って、ヒナコと並行治療をすることを強く勧めた。さらに、これまでの話題ではお父さんがヒナコとよく似ていることだけが取り上げられてきたが、ミホもヒナコと同じタイプの問題を抱えているのではないかと治療者が考えていることを告げたところ、ミホはあっさりとそれを認め、ヒナコの診断を受けたときから自分も実はそう思っていたという。

ミホの家系もまた、よく似た気質の人がたくさんいて、ヒナコがアスペ（自閉症スペクトラム障害のニックネーム）なら、ミホのお母さんはプチアスペ、おばあちゃんはドアスペ、ミホ自身は半アスペなのであるという。

ミホの生育歴を取り直したところ、次のような事情が明らかになった。

ミホのお父さんお母さんは、地元の名士と呼ばれるご家庭である。お父さんは会社を立ち上げ、成功し、経済的には徐々に豊かになったが、夫婦仲は非常に不良で、ミホの幼児期からお父さんのお母さんへのＤＶ（家庭内暴力）があった。お父さんは普段は無口だが、酒を飲むとしばしば大暴れし、ミホほか、子どもたちに暴力が及ぶこともあったという。

お父さんがお酒を飲みだして荒れはじめると、酔いつぶれておとなしくなるまで布団に入って震えながら寝たふりをしていた記憶が延々とあり、今でも折に触れ鮮明に思い出すという。ミホは、このような記憶がなければ、ケンジをもう少し支えられたのではないかともいう。さらに、小学校も中学校も、不器用が目立つ彼女は、友人から常に孤立しており、継続してひどいいじめを受けたという。

母への治療開始

ミホに対して、抗うつ薬を用いたうつ病の治療を実施したが、これだけでは不足であり、これまでさまざまに積み重なってきているトラウマ、つまり心の傷への治療をおこなわなくてはならないことが明らかであった。

ミホに対してEMDRというトラウマ処理の技法を用いた治療を実施した。EMDRについては第五章にあらためて記すので、ここではそのような特殊な手技を用いて治療をおこなったということだけを押さえておいてほしい。

ミホへのEMDR治療の概略を述べる。

トラウマを扱うときには、まず安全な場所のイメージをきちんと作ることが必須になる。ミホは祖母とこたつに入っている情景を安全な場所に指定した。両親とも長時間働いていて不在のことが多く、このおばあさんが親代わりだったのだという。

次いで、トラウマの中核的な問題を絞り込んだ。元夫のDV、失踪と自殺などもあるが、生育歴のなかで、いじめが延々とあったことが分かっていたので、それから先に扱った。すると、小学校を通じて学校のクラスで男児にからかわれた、いじめられたことが多かっただけでなく、ある特定の男児から二人がかりで胸を触られるという性被害を受けていたことが明らかになった。

ミホの否定的な自己イメージは「私は人からいじめられる人間だ」であり、その逆のこうあったらよいという肯定的な自己イメージは「私は人から意地悪をされても自分を責めない」であった。

トラウマ処理の前に、否定的自己イメージは辛さがどのくらいか、またその辛い気持ちは体のどこに感じるか、肯定的自己イメージは、それがどのくらい本当らしく感じられるかを数字で表してもらう。トラウマ処理をおこなう前は、もちろん患者はマイナスの自己イメージで固まっているので、辛さの度合いは非常に高く、肯定的な自己イメージの本当らしさは非常に低いのが常である。

その後、治療者はミホに記憶を思い起こさせながら、眼球運動をしてもらう。治療者がミホの顔の前で指を右左、左右と同じ速度で振り、ミホは治療者の指を両目で追うことで、左右の眼球運動をおこないながら、同時に、辛い記憶を想起し、そのときの体のなかの辛い気持ちを感じてもらうのである。こうした左右交互の眼球運動を二五回ほど続けてもらう。

すると、普段なら思い出がわっと噴出してきて、ぼうっとなってしまうのに、そのような爆発なしに思い出せる。そしていろいろなことが感情をともなって心のなかに浮かんでくる。つまりその辛い記憶との間に、心理的な距離が少し取れるようになるのである。

これがＥＭＤＲというトラウマ処理の技法である。

つながる記憶

学校でのいじめにまつわる記憶を処理していくと、そこから、酒乱の父親が暴力をふるう場面に記憶はつながっていった。

この記憶に結びつく否定的自己イメージは、「自分は家族に大切にされない」であり、肯定的自己イメージは、「自分は家族に大切にされる」であった。この過程で、父親が荒れたときに、母親がただ泣いていて、よけい父親を荒れさせてしまったことなどが想起された。このように、子どものころの家庭の状況がいろいろ思い出され、さらにそこから元夫と自身の結婚生活の記憶につながっていった。

ミホは、自分がコミュニケーションをきちんとできなかったと感じていて、もともと夫婦の間にコミュニケーションのずれと緊張があったという。夫の不機嫌に対してミホは泣いてしまうだけであったが、この状況がミホの原家族と同じ状況であったことへの気づきがあった。そこからヒナコが生まれたあとの家庭状況の振り返りにつながり、ケンジの精神的な失調の状況を振り返ることができた。

また離婚後、ケンジが自分に対して何度も「やり直す」とすがってきながら、実際には勝手なことばかりしていて結局一人で失踪したことに対する怒りの感情が、ミホのなかで徐々に強くなった。

この怒りをきちんと表出するように治療者が勧めると、イメージのなかでミホはケンジに「許さない」「甘えるな」と叫んだ。それに対しケンジは「悪かった」と静かに答えたという。それに対しミホは「もういいよ」と許しを与えたという。

徐々に肯定的イメージは強くなり、否定的自己イメージの辛さは軽くなった。EMDRの最中に、「自分たち夫婦は互いに子どもみたいだった」「ヒナコも自分もしっかりしなくては」「もっと自分は元気になろう」という気持ちが浮かぶようになったという。

回復へ向かった母子

ミホは、徐々に元気になった。

EMDRを実施しはじめて、六回目が終了したあとのエピソードである。ヒナコは学校の宿題が嫌で、いろいろ家でごねていて、やがて「お母さんは何で私を産んだの」と言い出した。

ヒナコはこれまでも嫌なことがあるといろいろ言い訳を始め、さらに自分がやりたくないことを正当化する理由を並べ、最後には「何で私の人生はこんな嫌なことばかりなんだ」「お母さんは何で私を産んだの」という言葉を決め手のように出すのだという。

これまでこう言われるとミホは、「ごめんなさい」と泣いてしまっていた。しかし今回は、「あなたは生まれたんだから、今から何でと言われても仕方ないの。今あなたがしなくてはならないのはこの宿題」ときちんと言い返せたという。

さらにミホが、自分のお父さんと喧嘩をしたという報告を受けた。

治療者は、これらのエピソードをもってトラウマ処理は終了としてよいと判断し、その後は、ごく少量の抗うつ薬のみをしばらく処方した。その後、約一年間で抗うつ薬は徐々に減り、その後は服用をしていない。

ヒナコは中学生になって、抗多動薬を使いはじめた。この時期になって、新しい抗多動薬が市販になり用いることができるようになったからである。するとそれまでにも行動の改善は認められていたが、さらに大きく向上した。しばしば多動をともなった自閉症スペクトラム障害の児童には、抗多動薬が有効なのであるが、この問題の検討もあとに回す。

ヒナコ母子は、現在もこうしてフォローが続いている。

親子ともどもアスペ

ヒナコ母子の治療経過を読まれてどのような感想をもたれただろうか。

実は、このような親子に出会うことは、今日まったく珍しくない。一般の方々はそう断言することに驚かれるかもしれないが、われわれのような発達障害の症例を多数診療しているドクターに聞けば、いや医者でなくとも、たとえば学校の先生方に聞けば、「よくある」「全然珍しくない」と答える者が多いと思う。むしろこじれたケースの場合、しばしばこのような親子ともどもアスペで、という例が実に多いのである。

この本でこれから検討をするテーマになる部分を、あらかじめまとめておきたい。

・自閉症スペクトラム障害と診断された子どもの親に、非常に質的に似たところがある人がしばしばみられること。時にはお父さんもお母さんもそうであること。
・しかし、これまで二人ともそのことを指摘されたことはなく、このような問題が生じるまで本人自身、何も気づかなかったこと。さらに誰からも指摘されなかったこと。
・お父さんも、お母さんも、社会的な苦手さをはじめとして、ヒナコとよく似た部分はたくさんもっているが、明らかにヒナコのような○○障害といった診断基準を満たすだけのはっきりした所見は、幼児期までさかのぼっても認められないこと。
・二人ともうつ病になったこと、しかもお父さんは単なるうつ病とはいえない気分の上下をともなう状態を呈したこと。

・二人とも、これまでの人生のなかで、今日なら子ども虐待と判定されてもおかしくない体験を抱えていること。さらに加えていじめなど、トラウマ（心の傷つき）を少なからず抱えていること。

・ヒナコは自閉症スペクトラム障害という診断だが、抗多動薬が有効どころか著効したこと。

この二つの臨床の場で繰り広げられた問題は、今日、さまざまな場で、大きな論議になっている。この本では、ここに掲げた問題に対して、その答えを示していく。

この本のような、不特定多数の読者に読まれる書物で症例を扱うことは、さまざまな問題をはらむ。とりわけ、本書においてこれから触れざるをえない広義の子ども虐待が絡む場合、匿名性が守られるための細心の注意が必要とされることは言うまでもない。本書において提示した症例は、すべて本人および家族の許諾をえているが、細部において跡形をとどめないまでに大幅な変更を加え、一つの症例としての理念型として取り上げていることにご理解をいただきたい。

第一章　発達障害はなぜ増えているのか

遺伝と発達障害

大多数の発達障害において、もっとも確実な原因が遺伝的なものであることは、一九八〇年代にはすでにはっきりしていた。

たとえば、双生児の一人が自閉症スペクトラム障害の場合に、双子のもう一方も自閉症スペクトラム障害という確率は、研究によってばらつきはあるが、七割から九割に達する。二卵性双生児の場合は、だいたい五パーセントから一〇パーセント程度に下がる。

一方、兄弟姉妹の場合はどうかというと、実は自閉症スペクトラム障害のきょうだいが男か女かで差があるが、五パーセント程度という報告が多い。

自閉症スペクトラム障害の発症に、もし特定の環境的な要因が大きく関与しているとすると、二卵性双生児は胎内環境を含めて、同じ環境に晒《さら》されているのだから、もっと増えるはずである。このことを見ただけでも、遺伝的な原因が非常に重要な働きを示していることは明らかである。

しかしながら、一卵性双生児といえども一〜三割程度の不一致例があるということは、すべてが遺伝で決まるわけではないことを意味する。また二卵性双生児ときょうだいとのわずかな差も、遺伝によって決まる部分とは別の要因が絡んでいることを示唆している。

このように、遺伝的な原因が非常に強いことは、他の発達障害、たとえば注意欠陥多動性障害（ADHD）においても指摘をされている。多動な父親の息子は多動なのだ。

自閉症はなぜ増えるか

ここで謎が生じる。発達障害は少なくとも減っていない。それどころか、どうやら増えているとしか考えられないデータが、とくに最近になって積み重なっている。すでに一九八〇年代において、このことは著しく研究者たちを悩ませてきた。

というのも、当時、自閉症の八割を占めると考えられていた知的障害をともなった自閉症の場合、結婚に至る例自体がほとんどないことが知られていた。つまり子孫を残す可能性が乏しいので、もし自閉症が遺伝だけで決まる問題であれば、その数は少しずつ減るはずである。

ところが実際には、すでに八〇年代において、自閉症が七〇年代にいわれていたよりもずっと多く、ひょっとして増えているのではないかということを示すデータが報告されていた。

一九六六年イギリスのロッターによって最初の疫学調査が行われた。その結果、自閉症は一万人に四人、自閉症グループは一万人に八人という数字が示され、この数字が八〇年代まで世界の標準になっていた。しかし一九八〇年代後半になると自閉症は一万人に一三人から二〇人、さらに二一世紀になると自閉症は一万人に四〇人から八〇人、自閉症スペクトラム障害は一〇〇人から二〇〇人（つまり一～二パーセント）と、全世界で報告されるようになった。筆者の実感としては、実はもっと多いのではないかと思うのであるが。

この数字は、実は単純に比較できないところがある。なぜかというと、用いられている診断基準が年代によって異なるからだ。

さらに実は、診断基準という明文化されたものより、もっと重要な表に現れない差がある。それは、一九八〇年代前半ぐらいまでは、診断基準を用いて診断をするときに、とくに研究者であればあるほど、「部分的に」あるいは「いくらか」基準を満たすといった場合の問題は拾わず、典型的で極度な症状があるものだけを拾って診断をしていたという事情がある。これはおそらく、自閉症が非常に稀《まれ》な病態と考えられていて、そうめったにお目にかかるものではないという先入観が働いていたためである。

一歳六ヵ月児健診で判明

というのも自閉症の最初の報告者カナー自身が、自閉症と紹介されてくる子どものうち、本当の自閉症はごくわずかといった発言をしているのだ。そしてもう一つの理由がある。それは初期におこなわれた疫学研究が、疫学研究自体を目的としたものというより、自閉症研究の最初のステップとしておこなわれていたのである。つまり、疫学研究でチェックをして自閉症児を集め、その集まった自閉症の子どもを対象に、次の研究をおこなうことが計画されていた。このようなデザインで疫学調査がおこなわれると、なるべく中核的な群に絞り、曖昧なグループを減らしたいという力が働いてしまう。非定型的なグループが入ってくると、次の研究の科学性が著しく下がるからだ。

自閉症は一万人に四人程度という一九七〇年代からの世界の常識が崩れたのは、日本からの研究が嚆矢《こうし》になっていることをご存じだろうか。

一九七〇年代の終わりに、わが国では一歳六ヵ月児健診が新たに始まり、小児科医や児童精神科医が健診に参加した。そうして直接に子どもたちを診てみると、めったにお目にかかれないはずの自閉症によく似た症状を示すおチビちゃんたちがごろごろいることに、皆が一斉に気づいたのである。

範囲を広げざるをえなくなった

海外でもよく似たことが起きた。

ローナ・ウィングというイギリスの研究者が、部分的な自閉症症状を示す児童が典型的な自閉症の数倍以上認められることに気づいた。そして彼女は、一九八一年にアスペルガー症候群（知的に遅れのない、コミュニケーションの遅れがない自閉症スペクトラム障害）の報告をおこなうのである。

こうして部分的に自閉症の症状をもつグループが認められるにつれ、自閉症スペクトラム障害の広がりが認識されるようになった。

さらにこの八〇年代以後、成人した自閉症者自身の回想や自伝が相次いで報告され、未診断の彼らの特異な体験世界が明らかになり、普通の人のなかに彼らがいるという紛れもない事実から、自閉症スペクトラム障害の範囲をより広げざるをえなくなった。

全遺伝子解析の結果

何よりも重要なのは、一九八〇年代以前から活発な臨床を継続してきた臨床医（筆者）の実感としても、自閉症スペクトラム障害は増えたとしか思えないことである。少し昔はこんなにいなかったと断言できる。

このグループが増えたのだとすると、これだけ遺伝的な要因が強い問題において、なぜ増えるなどということが可能なのか。ここで遺伝に関する最近の知見に触れざるをえない。

遺伝的な原因が大きく関係する問題には、一つの遺伝子（ゲノム）が決定的な意味をもつ単一遺伝子による障害と、いくつもの遺伝子が関わる多因子による問題とがある。

単一遺伝子による疾病の場合には、メンデルによる遺伝の法則が成り立つ。メンデル型遺伝には、二つの形がある。一つは優性遺伝、もう一つは劣性遺伝である。優劣を表しているのではなく、形質が現れやすいものを優性、現れにくいものを劣性と呼んでいるのだ。

ヒトに限らず高等生命体の遺伝子はすべて二組ワンセットになっている。ご存じ二重らせんである。子どもには親から一つずつの遺伝子が受け継がれる。このとき、両親から受け継がれ（二つ揃わ）ないと形質が現れないのが劣性遺伝だ。優性遺伝はその遺伝形質があればすべての子に形質が現れる。

二〇〇三年に、ヒトゲノム情報の全解読という大プロジェクトが成し遂げられた。ヒトの遺伝子を全部解読してみると、遺伝子の数は当初の予想よりもはるかに少ない二万五〇〇〇個ほどであることが明らかになった。

全遺伝子解析は、月面着陸にも類比された壮大かつ重要なプロジェクトであった。それによって多くの未解決の問題が解決すると期待されていた。全遺伝子解析がおこなわれれば、自閉症をはじめ、ほとんどの障害や慢性病の病因が分かるのではないかと当初は考えられていたのである。ところが、その解析の終了によって、新たな問題がもちあがることになった。さまざまな障害や病気のなかで、遺伝子の問題によって説明できるものは、わずかに一パーセントにも満たないことが明らかになった。

一人一人が異なる遺伝的理由

素朴な疑問から入る。同じ種はほとんど同じ遺伝子をもっている。それではなぜ、一人一人の顔立ちは異なり、性格も異なるのか。身長も、寿命も異なる、この個体差というものがどのようにして存在するのか。二人のヒト、あるいは同一種の二つの個体を比較してみると、染色体を構成する四種類の塩基（ACGT）の配列のうちの一〇〇〇個に一つぐらい、TがCになっていたなどといった変化が認められる。これを専門用語でスニップと呼ぶ。この変化こそ、一人一人顔立ちが異なるといった個体差を作っている原因とされている。これを遺伝子の多型という。

この変化は、実は日常的に起きている。このような変化が生じなくては、環境の変化に対応できないからである。もちろん、ごそっとある部分が変わってしまうと、正常範囲の変化とはいえなくなってしまう。

先に、一つの遺伝子が決定的な意味をもつ単一遺伝子による障害や疾病と、いくつもの

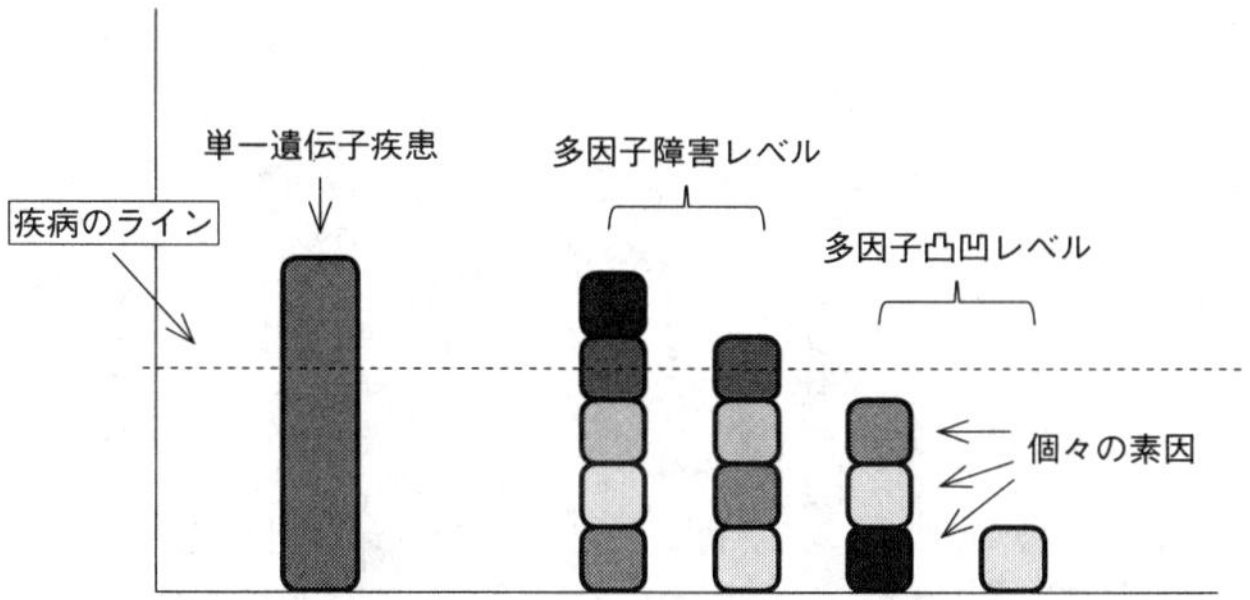

図１　単一遺伝子疾患と多因子による問題

遺伝子が関わる多因子による問題とがあることを述べた。前者は非常に稀な病気で少ないのに対して、後者は非常に一般的で数が多い。多因子による場合、一つの因子が原因―結果という形を取るのではなく、それらの積み重ねによって障害あるいは疾病のレベルを超えるという成立の仕方をする（**図１**）。

そしてこの多因子のなかには、日常的な多型変異もどうやら関係している。このように成立する病気の代表は、非常に一般的な慢性疾患である糖尿病や高血圧症など、いわゆる生活習慣病を含む。自閉症および自閉症スペクトラム障害でも、比較的頻度が高い遺伝子の異常が報告されてきた。

遺伝情報のスイッチ切り替え

そうこうするうちに、もう一つのトピックスが浮上してきた。それがエピジェネティクスである。

エピジェネティクスのもとになる、エピジェネシスという言葉は、日本語では後成説と訳されている。これは古い論争である。一七世紀ごろの論争から生まれた言葉だ。

当時、どのように子どもが生まれるのかが問題となっていた。胎内で個体が発生していくときに、はじめから小さな個体が存在し、そのまま大きくなっていくのか、最初は何もない細胞で、発生の過程でさまざまに変化をし、器官を作っていくのかが大論争になった。前者が前成説、そして後者が後成説である。ご存じのように、発生学の進歩によって、後成説（エピジェネシス）が正しいことが示されたのである。一つの細胞が、人間でいえば二〇〇の器官に成長していく。この個体発生の仕組みをエピジェネティクス（後成発生学）と呼ぶようになった。

ところが近年、全ゲノム解読に並行して、にわかに、別の問題が注目を集めるようになった。遺伝子の組み換えをおこなわずに、遺伝子の機能を調整する生体の仕組みが徐々に明らかになってきたのである。

これは、少し考えてみれば当然のことである。人間の細胞は六〇兆個といわれている。これが、たった一つの受精細胞から分裂を繰り返して器官を形成していく。その細胞がすべて、同じ遺伝子を細胞のなかにもっている。この発生過程の途中で、神経細胞になるものは神経細胞に分化し、肝臓の細胞になるものは肝臓の細胞になる。つまり神経を作る細胞は、神経を作るという遺伝情報のスイッチがオンになっていなくてはならず、肝臓になる細胞のスイッチはオフになっていなくてはならない。一方肝臓の細胞は肝臓を作るための遺伝情報がオンになっていなくてはならず、神経細胞の遺伝情報はオフになっている必要がある。これが二〇〇の器官すべてについて、それぞれの機能ごとに、スイッチのオン・オフが決められているのである。これは何を意味するのかというと、大多数のゲノム情報は、スイッチが**オフ**になっていなくてはならないのである。

オン・オフのメカニズム

遺伝情報を読み出せない状態にする方法は大きく分けると二つのやり方で成り立っている。

一つが遺伝情報を読み取るスタート地点が決まっていて、そこに特殊な塩基で蓋《ふた》をするという方法。これはシトシン（C）という四つのDNA塩基の一つに、メチル基（$-CH_3$）がくっついて、読み取りをできなくするという方法でメチル化と呼ばれている。

もう一つ、DNAの二重らせんは、ヒストンという物質に糸巻きのように巻き付いている。このヒストンにぎゅっと巻かれた状態もまた、DNAの情報の読み取りを阻害する。したがってこの蓋であるメチル基を外してしまう、あるいはヒストンへの巻き付きをゆるめることによって、普段オフになっている遺伝情報の読み取りをオンにすることができる。

このような、遺伝子の配列を変えずに遺伝情報の活性に変化を引き起こす過程を総合してエピジェネティクスと呼ぶのである。

この遺伝情報のスイッチの切り替えを巡る新たな知識は、今やものすごい勢いで革新されている。特定の環境からの刺激は、エピジェネティックな変化を生じる場合があることが知られている。

エピジェネティクスと疾患

最近つとに注目されているのは、発がんに関してエピジェネティクスが関係することだ。少しややこしいのは、スイッチがオンになって発がんする場合も、逆にオフになって発がんする場合もあることだ。ある部位の炎症が継続するとがんになる可能性があることは昔から知られていた。この場合は非常に単純化してしまえば、炎症が続くことで細胞のメチル基が外れ、起きてはいけない遺伝情報読み取りの暴走が始まることによってがん化が生じる。一方別のがんでは、がん抑制遺伝子という本来はオンになっていなくてはならない遺伝情報が働かなくなることによってがんが生じるのである。一部のがんに関しては、このエピジェネティックな変化をもとに戻すことがすでに試みられていて、優れた治療成績を上げている。

少し前に話題になった環境ホルモンの一種も、エピジェネティックな変化を引き起こす場合があることが知られているし、タバコの害もそうである。

最近のトピックスということでいえば、拒食症の女性が、妊娠中も極端なダイエットをしたときに、その母親の胎内で飢餓に晒された赤ちゃんが、出産後、肥満になりやすいことが示された。考えてみると、母親が飢餓に晒された環境とは、つまり食物が得にくい環境である。すると、食物を脂肪に変えやすい遺伝子がオンになるのである。こうして獲得された形質の少なくともその一部が、次の世代まで伝わるらしいということまでいわれはじめている。

さまざまな原因が絡みあう

加齢につれて、このようなエピジェネティクスによる変化は稀ならず生じることも明らかになってきた。これが先に述べたがんの発生や、一部の病気の発現に大きく関係するらしい。

詳細に述べることは避けるが、発達障害においてもたとえばレット症候群（すべて女児で、一歳になる前に発症し、てんかん発作に加え、重度の知的障害と社会性の障害をともなう。両手を揉みあわせる習癖が特徴的）など、いくつかの疾患においてエピジェネティクスの関与が明らかになっている。

しかし筆者としてはこのエピジェネティックな変化がそれほど容易に生じると考えるべきではないと思う。もしやすやすと遺伝子スイッチの変化が生じるようであれば、われわれはごく若いうちに多発性のがんにおかされて死に絶えてしまうに違いないからである。

さて、遺伝学におけるトピックスを通覧してみた。まとめてみると、一つの遺伝子が原因となる疾患は非常に少なく、多くの変異が関係する多因子遺伝による疾患があり、さらに遺伝子に変化を起こさず、遺伝情報の読み取りに変化を生じさせるメカニズムが存在することが明らかになったのである。つまりこれらの新しい研究から、遺伝的な原因が非常に強い問題でも、増加、減少ということがあり得ることが分かる。

自閉症スペクトラムにおいても、複数の原因によって発病する「多因子モデル」が適合することは疫学調査のなかで示されている。さらにこの多因子モデルは多くの慢性疾患と同一である。たとえば糖尿病の原因をもつものは単一ではなくまた非常に多い。だがそのすべてが発症するわけではない。また多くの原因をもっていても、生活の工夫によって発症を抑えることは可能であるし、原因がわずかであっても暴飲暴食を繰り返せば発症に至ることは十分にあり得る。

年齢の問題

こうした多因子モデルを用いて考えてみると、近年発達障害が増えていることの謎が解ける。原因―結果という直線的なモデルではないことにあらためて注意が必要であるが、結婚年齢が上がれば当然父親、母親の出産時年齢も上がる。するとそれによってリスクが一つ加わる。

脱線であるが、こんな議論をすると原因は女性のほうにあると考えがちであるが、実は逆である。低出生体重はさまざまな発達障害、あとで述べる発達凸凹《でこぼこ》の要因になる。低出生体重にもっとも関係するのは胎盤の重さである。この胎盤の重さに関係が認められるのは、母親の年齢ではなく、父親の年齢なのだ。

実は、自閉症スペクトラムをはじめとする認知の凸凹は年齢が高い父親においてリスクが上がるのである。つまり、アラサー（三〇歳前後）になって、少し婚期が遅れ、子どもが心配という女性の場合も全然OKなのだ。若い男性をゲットすればよいのだ。

話をもとに戻すと、環境からのエピジェネティックな変化によってリスクが一つ上がる。さらに、新生児の神経系のバランスに影響を与えうる環境的な要因、たとえば刺激が多すぎたり、逆に少なすぎたりすれば、それによってリスクが一つ上がる。このようなモデルを考えれば、遺伝的な問題が最大の要因であっても、リスクが増加、あるいは減少することになんら不思議はない。

極端な環境のなかで育ったとき、それが情緒的こじれといった曖昧なものではなく、エピジェネティックな変化の引き金を引くことで大きな変化が生じ、本来の因子が非常に乏しくとも発達障害が生じるということもまた、十分に起こりうる。

発達凸凹とトラウマ

さて、この多因子モデルで発達障害を考えたとき、考慮が必要な問題が二つもちあがる。一つは素因レベルと障害レベルとを分ける必要があるということだ。

多因子モデルで考えたとき、素因レベルは障害（疾患）レベルの五倍以上は存在することが定説になっている。その素因レベルの人々の多くはハンディキャップをもっているわけではない。だが状況によっては、ケンジやミホのように、治療を必要とするようになることもまた稀ではない。この両者はきちんと区別できるものではなく、状況によって流動的な部分がある。つまり、この素因レベルの人々の多くは障害を必要とする必要がある。

第二は、一つ目の問題に重なる。このモデルで考えたとき、たとえば糖尿病をみれば分かるように、因子をもつものに適切な介入をおこなえば、明確な発症に至らず留めることが可能なはずである。さらに、逆に糖尿病における肥満のように、高頻度に増悪《ぞうあく》を引き起こす問題は、発達障害において存在するのか。もしあるとすればそれは何か。

第一の問題に関して筆者は、あれこれ悩んだあげく、素因レベルを表す呼称として単純に発達凸凹と呼べばよいのではないかと考え、最近はこの言葉を用いるようになった。凹《おう》凸《とつ》ではなく凸凹というのは、マイナスとは限らないという意味を込めての呼び方である。第二の問題に関しては、実は心の傷、トラウマこそが糖尿病の肥満に相当する増悪因子であることに気づいた。

われわれはまず、発達凸凹について検討をおこなう。

第二章　発達凸凹とは

発達凸凹とは何か

発達凸凹とは、認知に高い峰と低い谷の両者をもつ子どもと大人である。そして狭義の発達障害とは、発達凸凹に適応障害が加算されたグループである。式で表せば次のようになる。

発達凸凹＋適応障害＝発達障害

序章で、ヒナコの父親もまた母親も、典型的とはいえないが、ヒナコとよく似たところがある特性をもっていたことを述べた。この問題は、実は一九八〇年代から論議になっていた。自閉症スペクトラム障害をもつ人の近親者、親やきょうだいに、診断基準を満たさないがよく似た認知傾向の者が存在することは、自閉症の近親者の認知特性を計ってみると健常と障害の中間的な値を示すことから知られていた。

なぜ、自閉症スペクトラムがこのような広がりをもつのか。

前章で、自閉症スペクトラム障害をはじめとする発達障害の大多数は多因子モデルが適応できることを述べた。自閉症スペクトラム障害に限れば、このグループの中核の問題は、生来の社会性の障害である。ここで必要な検討とは、自閉症スペクトラム障害がどのように成り立つのかという原因に関する本質的な問題と、さらに根源的な、そもそも精神医学における診断とは何かという問題である。後者からおこなったほうが分かりやすいのではないかと思えるので、その順番に検討をおこなう。

精神疾患の三つのグループ

精神科の病気は従来三つのグループに分けられていた。外因性精神疾患、内因性精神疾患、心因性精神疾患である。外因性とは、おおよそ二〇世紀前半までに、脳そのものの異常が認められていたグループで、認知症や脳炎などを含む。内因性とは、脳の異常がその時点まできちんと見つかっていなかったが、どう考えても脳の異常としか思えないというグループである。統合失調症とうつ病（内因性のうつ病とはその中心は躁うつ病である）が含まれていた。心因性とは、たぶん脳の異常はないだろうと考えられていたグループで、最近まで神経症という呼称で総括されていた、不安神経症、ヒステリーなどである。心因性精神疾患は脳の異常がないと考えられていたのは、治癒する例があったからである。

この三群分けを見ただけで分かるのは、外因性を除き、要するに原因が分からなかったということである。根本的な原因が分からない問題を、どうやって科学的にとらえ、治療をおこなうのか。精神医学が取った方法とは、できるだけ精密に症状をとらえ、分類し、その特徴によって分けるという方法であった。こういった作業には民族的な得手不得手があるようで、この領域の旗手は戦前のドイツ精神医学である。可能な限り厳密に症状を記載し、それをもとに分類し、病気の単位を定めるということが連綿とおこなわれてきた。

一方、二〇世紀を挟んで別の精神医学が勃興した。心因性グループに対して治療成果を上げた精神分析である。

精神分析は第二次世界大戦のあとで、とくにアメリカで大流行する。詳細な検討は避けるが、その理由は第二次大戦におけるアメリカの軍隊で、精神分析に基づいたさまざまな対応が高い効果を発揮したからだと思う。

精神分析は、非常に乱暴な単純化をしてしまえば、神経症を中心とする精神科疾患を、意識と無意識との間の綱引きによって生じると考える。人の行動に及ぼす意識・無意識の力のバランスが問題になるので、力動精神医学とも呼ばれている。つまり、この考え方のなかには、仮説ではあるものの病気の原因論が含まれていて、従来の観察、記述、分類という精神医学の方法とは根本的に異なるところがあった。

この精神分析の流行によって何が起きたのかというと、診断の混乱であった。たとえばもっとも基本的な病気、統合失調症やうつ病においてすら、アメリカとイギリスで比較をすると半分以上の診断が不一致といったとんでもないことが生じていて、世界的にこれでは困ると精神医学に従事するものが考えはじめていた。

カテゴリー診断学の登場

一九八〇年、アメリカ精神医学会は「診断と統計の手引き第三版（DSM－Ⅲ）」を出版する。これは、ひと言でいえばドイツ流の症状学への回帰であり、さらに診断の統一を期して、操作的診断基準という新たな方法を取り入れた。つまりある病気の代表的な症状を一二個とか一六個とか取り出し、その一二個のうちの六個とか、一六個のうちの八個とかがあればその病気と診断しましょうという、今日カテゴリー診断学と呼ばれている方法である。DSM－Ⅲはそれ以外にも、多軸診断など多くの新しい機軸を打ち出しており、速やかに世界的に受け入れられた。世界保健機関（WHO）の作成している国際的診断基準（ICD）もこのアメリカ精神医学会作成の診断基準の主たる疾患概念を取り込み、なるべく差が出ないように計るようになった。現在用いられているのは、第四版であるDSM－Ⅳで、近々第五版が出るはずである。

さて、このカテゴリー診断学が世界的に取り入れられたことは、メリットとデメリットをもたらした。

メリットは言うまでもなく診断基準が統一されて、世界的にそのぶれが著しく減ったということ、デメリットはこの方法の場合、病因は特定しないことが大きな基盤となっているので、原因が異なるよく似た問題を識別できないことが生じる点である。

児童領域の疾患の例を挙げれば、生来の発達障害としての多動児（ADHD）と、このあとに取り上げる子ども虐待の結果生じた多動とを、この診断方法をとる限り識別できない、というより識別をあえてしない。さらにすぐに読者にも浮かんだのではないかと思うのであるが、次のような問題がもちあがる。もし、診断基準を一六個分の八個陽性と定めているのだとすると、七個だけ満たす者はどうするのか。あるいは、あと一つが部分的にはあるけれど、○というほどではなくて△という場合、つまり七・五個というようなときにどうするのか、という問題である。

大切なのはその人が困っているか

DSMなどの国際的診断基準では、これに対して二つの別々の抜け道を用意した。

一つは診断基準のなかに、大多数の疾患の診断の条件として、「この問題が社会的適応障害を生じている」という一文を入れた。診断の対象、すなわち治療の対象となるか否かは、それによって困っていなければ除外をしてしまい、軽症のグループを外したのである。

もう一つは逆に、診断基準を満たさなくても困っている人のために、「特定不能の障害」という項目を、やはりほぼすべての疾患に加えた。つまり七つあるいは七・五という場合に、実際に困っていて診断が必要になれば、特定不能の障害として診断をおこなうことができるという抜け道である。

さらにもう一つ、複数の診断基準を満たした場合、つまり、機械的にチェックすると二つ以上の診断基準に当てはまるときにどうするのか。これは大多数の障害について、優先順位が付けられた。より重症と思われる問題を優先して診断するということで統一されており、もしこの優先診断の規定が書かれていない場合には、二つとも一緒に診断を下し診断の併記になる。

今日、より精密な診断に用いられるさまざまな尺度に関しても、本質は実は同じである。現在、国際的な雑誌への掲載の場合には、さまざまなチェックリストをいっぱい用いて、科学的に診断の確証をおこなうということが求められている。しかしこれも、突きつめてみればこの一六個中八個をよりたくさんの数でおこなっているだけで、研究の上でその対象になった患者がさらにぶれが少なくなるという工夫であるが、これらの尺度の大半は、あくまで研究用であって臨床のための方法ではない。

それでは翻って、多くの患者に接する臨床医がおこなっている診断の方法はといえば、一六個中の八個の前に、その障害に関して、適応障害を引き起こさずにいられないより中核的な問題について診ていくという方法が取られている。その中核的な問題の、具体的な現れ方を、たとえば児童精神科医であれば、各年齢段階でよく知っており、その存在のチェックをおこない、さらに患者を取り巻くさまざまな状況をたどって、どのような背景のなかで子どもが育ってきたのか、問題となるそれらの症状が現れてきたのかを確認するということがおこなわれている。診断は治療を組むためにおこなうので、診断の方法が研究のために取られる方法と異なるのは当然であろう。逆に、臨床的な経験が乏しいほど、児童、成人を問わず、臨床においても一六分の八個というやり方のみで診断をおこなうことになってしまう。

さて自閉症スペクトラム障害に戻そう。現在このグループで問題になっているのは、絵に描いたような典型的自閉症ではなく、知的障害のない、より軽度の、しかし社会的な問題を多発させている子どもと大人の診断である。

そこでは、診断基準を機械的に用いてカテゴリー診断をおこなうと、診断基準を満たさないが問題を抱えるという特定不能群が相対的に増えてしまう。もともと自閉症スペクトラムは全か無かといった問題ではない。しかし現在の診断基準では、非定型群が一番多く

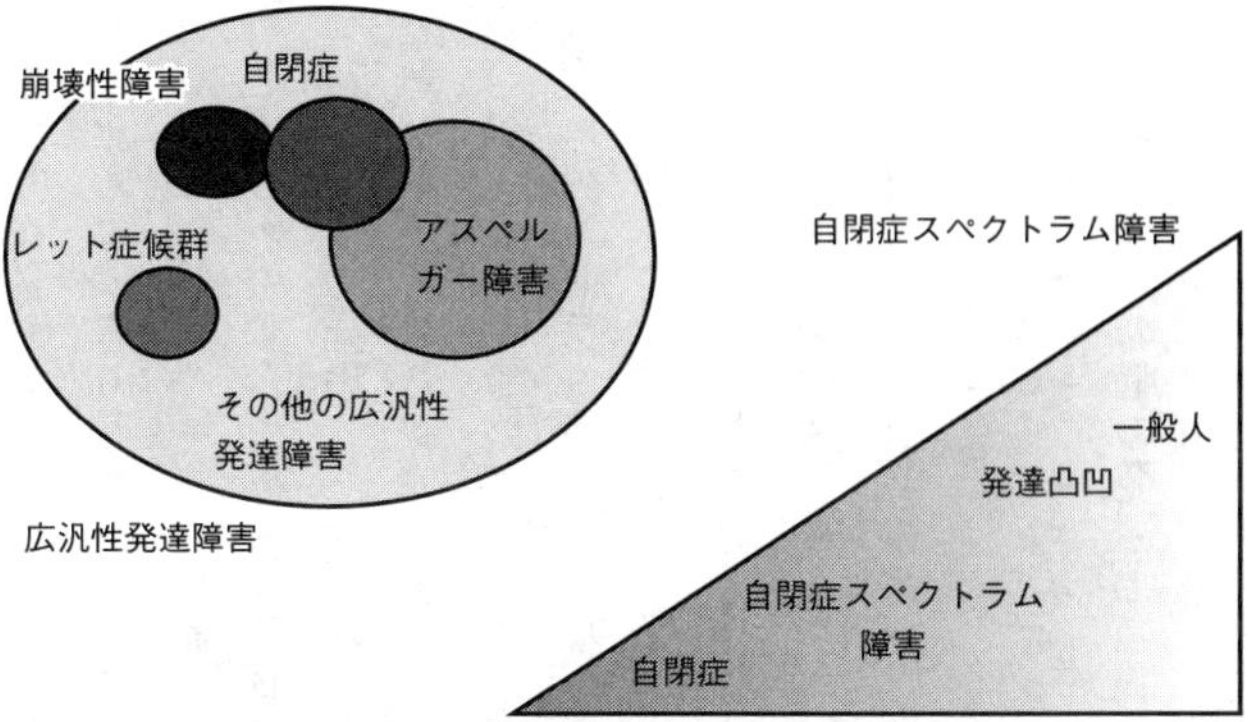

図2　広汎性発達障害と自閉症スペクトラム障害

なるのである。これは診断基準のあり方がおかしいことにほかならず、それゆえに次の版では大きな変更が必要となって自閉症スペクトラム障害という新しい概念が用いられることになったのである。

これまでの広汎性発達障害と、自閉症スペクトラム障害との差は**図2**のようになる。新しい自閉症スペクトラム障害の場合には、要するに健常との境は隔絶されていないのだ。

診断を巡る国際的問題

診断をめぐる問題はまだある。先にヒナコに抗多動薬が有効であったことを述べた。国際的診断基準では自閉症スペクトラム障害とＡＤＨＤとが一緒にあった場合、前者が優先診断になっている。社会性の障害のほうが、一般に重症度が高いからである。またヒナコの示した問題が単なる多動や行動コントロールだけの問題ではないこともはっきりしている。この問題は、国際的な診断のぶれという問題に触れざるをえないので、少しややこしい話になる。もしヒナコがアメリカで診断を受けたときには、八対二ぐらいの割合で、ADHDの診断になると思うからだ。

私の臨床で経験した症例のなかにも、アメリカ人と日本人の二世の自閉症スペクトラム障害のお子さんで、アメリカにおいてADHDと診断されていたという例が少なからずいた。アメリカにおいて、これまで児童精神医学でもっとも研究の対象になってきたのは自閉症スペクトラム障害ではなくADHDであった。日本での自閉症スペクトラム障害の大発生に対して、アメリカではADHDの大発生が生じている。

これまでの世界中の研究の結論をひと言で述べれば、両者の併存は少なくなく、多動をともなった自閉症スペクトラム障害はしばしば認められる。その全部ではないが、少なくとも一部にはADHDの治療薬である抗多動薬が有効に作用する。それはそうだろう、両者では、社会性（自閉症スペクトラム障害）と行動コントロール（ADHD）という診断の軸が違っているだけで、たとえば自閉症スペクトラム障害において学習障害が多発するように、いくつかの脳の発達上の問題が一緒に起きやすいことは当然であって、まったく不思議ではないからである。

この診断の差には、社会的な行動にうるさいわが国と、自己主張を幼児期から求められるアメリカという文化の差が影響している。しかし実はそれ以上に大きな影響を与えている要因がある。それは医療保険の違いである。アメリカは凄《すさ》まじく医療費が高く、民間の医療保険の国である。アメリカにおける民間医療保険は、治療効果に関しては非常に敏感である。操作的診断基準は実は、民間医療保険のために作られたのではないかというがった意見さえあるのだ。わが国の国民皆保険において診断を一つ増やせばよいといったおおらかな、実は科学的にも正しい状況とは異なり、民間医療保険は、長期にわたる支払いをもっとも嫌うので、治療薬を用いるのであるなら、そのための限定された診断が必要になるし、治療可能性があればさっさと用いることが求められる。ほとんど指摘されていないけれど、アメリカにおいて新薬が速やかに使えるシステムが作られている裏側には、医療保険会社の強い強い政治への圧力ということもあるのだ。

診断をめぐる問題は一段落とし、原因を巡る論議に入りたい。

新たに見えてきた原因

二一世紀になって、自閉症スペクトラムを引き起こす原因として、大脳辺縁系、とくに扁桃体《へんとうたい》・小脳の異常、セロトニン系の機能障害、ミラーニューロンの機能障害、オキシトシンの障害、神経接合不全などが分かってきた。それぞれについて、できるだけ分かりやすく、かつ簡略な解説を試みる。

扁桃体は大脳辺縁系と呼ばれる、記憶とか情動などを司る箇所の一部である。扁桃体の自閉症スペクトラム障害における異常は、すでに一九八〇年代に指摘されていた。亡くなった自閉症者の脳を、同年齢、同性の健常者の死後の脳と比較するという地道な方法によって、脳のいくつかの部位の異常が見出された。それは小脳のとくにプルキンエ細胞という巨大な神経細胞の減少と、大脳辺縁系とくに扁桃体における異常所見である。

さまざまな単純作業にしろ、自動車運転のような複合的な行動にしろ、人間の行動はいくらかの練習期間のあとにどんどん自動化され、とくに意識せずにおこなうことができるようになるが、小脳はこの部分を担当していることが確かめられている。この小脳の異常はおそらく、自閉症スペクトラムの自動化行動の困難さに結びつくのだろう。そして扁桃体は、情動調律や感覚情報の調節機能を担っている。知覚過敏性をはじめとして、感覚の異常や自閉症スペクトラム障害に認められる興奮しやすい傾向、睡眠障害などの種々の生理学的異常をこれによって説明ができる。この扁桃体の働きの異常は、最新の脳機能研究によっても確かめられるようになった。

セロトニン系の異常

抑制系のニューロンであるセロトニン系の異常も一九八〇年代後半には指摘されていた。セロトニン系の神経は、興奮をなだめ、緊張を和らげる働きを主として司る。この類の調整が苦手であることは、自閉症スペクトラムにおいて以前から認められていたものである。

しかしその決定的な所見が明らかになったのは二一世紀になり、ポジトロン断層撮影装置（PET）を用いて、セロトニン系の神経の活動を直接見ることが可能になってからである。筆者が所属する浜松医科大学の中村和彦らによる、知的な遅れのない、さらに服薬をしていない成人の自閉症スペクトラム障害へのPETを用いた脳機能研究で、セロトニン系の機能低下が認められるという決定的な所見が示された。同時に、正反対のニューロンであるドパミン系のおそらくは代償的な機能亢進という結果も得られたのである。乱暴な要約だが、何かをするぞ！　というときに活動するのがドパミン系の神経系である。さらにアセチルコリン系が、人の表情を読むときに働く部位において機能低下をしていることもPETによる研究で明らかになった。これらの所見は、後述する気分障害（うつ病）の併存が自閉症スペクトラムに多いこと、また彼らの興奮しやすさ、および安静を得ることの困難さ、さらに他人の表情を読み取れない傾向などに関して説明が可能である。

ミラーニューロンと社会性

　ミラーニューロンの発見は一九九〇年代である。最初はサルの研究のなかで見出された。カニクイザル（ニホンザルに非常に近いサル）よりも高等なサルで、他者の動作を見ただけで、動作を司る脳の運動野ニューロンに発火が生じることが発見されたのである。同じことが人間の脳においても生じていることが確かめられた。つまりどういうことかというと、他人が何かをしているのを見ただけで、脳のなかには同じ動作が自動的に生み出されてしまうのである。次のような事実がある。生まれたばかりの赤ちゃんの目の前で舌を出すと、赤ちゃんが同じように舌を出す。このことは昔から知られていた。しかしなぜ未熟な赤ちゃんが、こんな高度な動作模倣が可能なのか、このミラーニューロンの発見まで説明ができなかった。先ほどの高等なサルもまた、新生児期のサルに目の前であっかんべーをすると同じようにあっかんべーを返すのである。

　このミラーニューロンが発見されたことによって、すぐに世界中の研究者が自閉症スペクトラム障害とミラーニューロンとの関係の可能性に思い当たった。機能的磁気共鳴断層装置（fMRI）を用いた研究によって、自閉症スペクトラム障害での、ミラーニューロンシステムにおける異常所見が確かめられたのは二〇〇六年である。

ミラーニューロンの異常は、自閉症における模倣の障害を説明することができる。自閉症の幼児は、手のひらを自分に向けた逆転バイバイと呼ばれる動作をおこなう。他者のバイバイを見るときに、手のひらはこちらを向いており、問題は健常な幼児がゼロ歳後半になぜ正しくバイバイの模倣ができるのかである。ミラーニューロンの機能障害はこの逆転バイバイを説明する。また他者と自分が重なりあうという社会性および共感の成立の基盤にミラーニューロンシステムが働いていることも疑いない。

オキシトシンの関わり

オキシトシンは、大脳から分泌されている乳汁分泌や子宮収縮の働きをするホルモンとして知られていた。このホルモンが神経からも分泌され、脳神経にさまざまな作用をもっていることが明らかになった。とくに注目をされたのは、不安や社会性に関する効果である。二〇〇五年に健常な男性に点鼻をしたところ共感性や社会性増加が認められたという報告がなされ、にわかに注目を集めるようになった。自閉症スペクトラム障害において、オキシトシンの血中濃度がいくらか低いらしいという結果が出て、自閉症グループに点鼻をしてみるというトライアルがなされるようになった。わが国でも、金沢大学の棟居らによる、重症の成人自閉症男性にオキシトシンを試用したところ、とくに社会的行動に変化

男性の脳	女性の脳
・競争する	・分かち合う、順番を替わる
・心の理論が苦手	・心の理論が得意
・権力重視	・対人関係重視
・攻撃的、積極的	・間接的な攻撃
・自己中心的	・話し合い
・表情を読み取るのが苦手	・表情の読み取りが得意
・空間の視覚的認識が得意	・空間の視覚的認識が不得手
・組み立てるおもちゃがすき	・友達と遊ぶ
・機械いじりが得意	・共感が得意
・物や活動を話題にする	・気持ちを話題にする
・事物を法則で分類する	・汎化が得意

表1　男性の脳と女性の脳（バロン・コーヘン、2004）

が生じたという報告が現れ大騒ぎになった。

オキシトシンはその働きからしても、女性に多いホルモンである。自閉症スペクトラム障害における、男に多く、女に少ないという男女差はこれによって説明が可能である。それだけでない。脱線に限りなく近いが、**表1**をごらんいただきたい。男性にしばしば認められる特徴と、女性にしばしば認められる特徴を並べてみると、自閉症スペクトラムが男性的な特徴を強拡大したものではないかということが指摘されるようになった。オキシトシンの点鼻による自閉症症状の軽減に関しては、これまでのところ、おおむね良い結果が出ているが、劇的に改善したというよりも、会話が増えたとか、いくぶん感情の理解が良好になったというレベルの報告が多い。つまり根本的な問題ではないにせよ、何らかの関係があることは否定できない。扁桃体も実はそうなのだが、筆者としては、オキシトシンがトラウマへの反応に関係することが気になるところである。だがこの問題の検討はあとに回そう。

神経接合不全

神経接合不全という問題は、神経科学者によって提示されるようになった。脳のなかで、たとえば視覚の中枢がある後頭葉からプログラミングの中枢である前頭前野までは、距離にして一〇センチメートルぐらいはある。ここをいくつかの神経接合を経て目的の場所につなげるのが、結構難しい作業であることは想像がつく。

発達障害の一部において、この神経接合に不備があるらしいことは、かねてから指摘されていた。知覚情報と前頭野とを結ぶ連合野と呼ばれる部分において、神経が目的とする部位にきちんと接合されない、いわゆる混線が一部に生じているという説である。機能的な脳画像研究でもこの可能性が裏付けられた。

これによって、前頭前野の機能である、予定を立てたりスケジュールを逆算したり、状況に応じて行動を変えるといったプログラムを作る実行機能の異常、さらにいくつかの脳の領域を同時に働かせるときに必要な、連合野の働きの異常について説明が可能になる。

これらの機能は、知的な遅れのない自閉症スペクトラム障害がもっとも苦手な作業なのだ。

ただこの前頭前野の機能形成は青年期に、さらに連合野の最終的な形成は青年期以後に完成をするなど、もっとも遅れて形成される部位なので、幼児期からの自閉症スペクトラム障害の諸症状を全部説明することは困難である。

このように、それぞれ機能的脳画像所見など、きちんとした証拠とともに見出されており、今後の課題は、これらの問題のなかで、どれが一次的なものでどれがその結果生じた二次的なものなのかということを分け、障害仮説を一つの輪にまとめる作業である。

きわめて複合的な問題

しかし読者は「あれ?」と思うのではないだろうか。問題が指摘されたものを並べると、小脳、扁桃体、セロトニン系神経、ドパミン系神経、オキシトシン、前頭前野、連合野……要するに脳のほぼ全領域にわたっているのだ。このこともまた自閉症スペクトラム障害が多くの原因をもつ可能性を示していて、前章で述べた多因子モデルということを実は裏付けるものである。さらに筆者が注目をしてほしいと思うのは指摘をされたそのすべてが、脳のなかで単一で働いているものではなく、他の領域との間にいくつものループを作る複合系であることだ。

先に、自閉症スペクトラム障害とＡＤＨＤとがしばしば同時に生じることを述べた。このような発達障害同士の併存ということは、知的障害もそうである。知的能力が低いほど、自閉症スペクトラム障害が一緒に起きる割合は高くなる。たとえば、ＩＱ30以下では、自閉症スペクトラム障害の併存率は七割を超える。

なぜこのようなことが生じるのか、逆に知的障害をモデルにして考えてみると、了解ができる。つまり脳のどの部位がダメージを受けても、そのダメージが重ければ、全体的な認知能力に障害を引き起こし、知的障害が生じる。一方、自閉症スペクトラム障害は、社会性の障害である。脳の社会的機能を司る複合的な能力のどの部分に問題があっても、自閉症スペクトラム障害は生じうる。こう考えれば、知的能力が低いことは、認知のみならず社会性を支える複合系のダメージもまた生じやすいことにほかならず、重度の知的障害において、自閉症スペクトラム障害の併存率が高くなるのは当然である。

新しい科学的知見が指し示すものとは、自閉症スペクトラム障害が多くの要因から成り立つ複合的な問題であること、したがってそのレベルもさまざまであることに、ほかならない。

発達障害はマイナスとは限らない

この本では以下に、発達凸凹レベルの問題を自閉症スペクトラム、適応障害をもち、教育的、治療的な介入が必要なレベルのものを自閉症スペクトラム障害と分けて書くことにしよう。それにしても、筆者が発達凸凹などという言葉を考えざるをえないのは、「障害」という言葉がマイナスのイメージを強く引きずるからである。「障碍」と書いたり、「障がい」と書いたりなど、涙ぐましい努力がおこなわれているが、なにせわが国では法律に「発達障害」と明記されているのだから、この障害という呼称をやめるわけにもいかないだろう。

筆者は最近、幼児期の自閉症スペクトラムが初診したときに、よほどハンディキャップがはっきりしている子どもでない限り障害という言葉の診断告知をしなくなった。情報化時代であるので、今や筆者のようないわゆる専門家の初診を訪れる子どもの親には、すでにさまざまな情報が入っていて、「うちの子は、広汎性発達障害ですか、それともADHDですか」と深刻な面持ちで尋ねられるのが常である。

私は次のように答える。「いいえ、お子さんは発達障害ではまだありません。診断を下すとしたら発達凸凹です。これはマイナスとは限りません。発達障害にならないようにこれから一緒にやっていきましょう」。すると、お父さん、お母さんは怒ったりせず、すんなりと受け入れてくれることが多い。

さらにこの発達凸凹が「マイナスとは限らない」という問題である。最近になって、偉人や天才として顕彰されてきた人のなかに、とくに自閉症スペクトラムと考えられる人が数多く存在するという指摘がなされるようになった。発達凸凹という視点から見れば、むしろ多くの優秀な人々がさまざまな凸凹を有していることも明らかである。実はこのグループは、海外の特別支援教育の世界では古くから知られていた。一般に2Eと呼ばれる。2Eとは、二重に例外的な子ども（twice exceptional child）の略語である。何が二重に例外的なのかといえば、認知そして学習における高い峰と低い谷の両者があるからである。

わが国の特別支援教育システムは、認知の谷間に関する教育のみが実践され、他の先進国において実施されている天才児のための特別支援教育がおこなわれてこなかった。なぜ天才児に特別支援教育が必要なのか。しばしば彼らがこの2E、つまり発達凸凹を抱えるからである。次章では発達凸凹について紹介をしてみよう。

第三章　発達凸凹の可能性

天才と発達凸凹

最初に天才と発達凸凹という問題を取り上げるが、あらかじめ結論を述べれば、天才と呼ばれた人には高頻度に発達凸凹が見出されるが、大多数の発達凸凹は天才ではない、という何とも常識的なところにおさまる。

天才や偉人を自閉症スペクトラムという視点から見ると、少なからずの人がこのグループに入るかもしれないということは、一般人口のなかのアスペルガー症候群の予想以上の広がりが認識されるにつれて、最初は密《ひそ》かに、徐々に堂々といわれるようになってきた。二一世紀になって、二冊の本があいついでこの問題を正面から論じた。フィッツジェラルドによる『アスペルガー症候群の天才たち』という本には、次の人物が取り上げられている。哲学者ルートヴィッヒ・ウィトゲンシュタイン、詩人ウィリアム・バトラー・イェイツ、作家にして数学者ルイス・キャロル、数学者ラマヌジャンなど六名である。

ジェイムズという人の『アスペルガーの偉人たち』という本には画家・彫刻家ミケランジェロ、科学者アイザック・ニュートン、作家ジョナサン・スウィフト、政治家トーマス・ジェファーソン、画家ゴッホ、音楽家エリック・サティ、哲学者バートランド・ラッセル、科学者アルバート・アインシュタイン、画家アンディ・ウォーホル、ピアニストのグレン・グールドなど二〇名が取り上げられた。ラマヌジャン、ウィトゲンシュタインはこの本でもリストに名前を連ねている。いずれも錚々《そうそう》たるメンバーである。

さらにわれわれは、才能児への特別支援教育を扱った本のなかで、ダーウィンも発達凸凹であることを指摘した（杉山・岡・小倉『ギフテッド』学研）。ダーウィンはどうも強烈な映像記憶の持ち主であったらしく、後年になっても書字・読字障害があった。さらに嬉しいときに手のぱたぱた運動という自閉症の子どもによくみられる行動があったらしい。さらに自閉症者として世界で最初に自伝を書いた動物学者であるテンプル・グランディンは、以前からビル・ゲイツが自分たちの仲間だと公言していた。

この人たちは本当に自閉症スペクトラムなのだろうか。

世界の見え方が違う

確かに彼らは独創的で天才的な仕事を成し遂げた一方、極端に非常識なところや、人間としての円熟とは正反対の子どもっぽさ、単直な言い方をしてしまえば社会的な欠落を少なからず抱えていた。前章の表1の男性的特徴に挙げられたマイナス要素を増幅してもっている人といえなくもない。今のわれわれがいえることは、彼らは高い能力の保持者である一方で、社会的な谷間をもっているという、まさに発達凸凹が認められることである。

ここで検討が必要なことがある。自閉症スペクトラム障害では、一般の認知の仕方とは異なった認知の仕方をしていることがしばしばある。この問題は、古くから知られていた。

しかしとくに普通の人のレベルの、つまり発達凸凹まで広げてこの問題が注目されるようになったのは、本当にごく最近である。二〇一〇年になって、決定的な本が登場した。岡南による『天才と発達障害』(講談社)である。とくに詳しく取り上げられているのは、建築家アントニオ・ガウディと『不思議の国のアリス』の作者ルイス・キャロルである。発達凸凹の認知特性について、もっと詳細に知りたい方はぜひ、この本を読んでいただきたい。

岡南が指摘するのは、認知様式による世界の見え方の違いという、これまであまり指摘されてこなかった問題である。ちなみに、これまでうすうすと言及されながら気づかれなかった認知様式の違いの重要性に岡がなぜ気づいたのかといえば、彼女自身立派な(?)発達凸凹があって、視覚映像優位型の人間だからである。岡の論考で少し混乱しやすいところもあるので、その整理を含めて認知による世界の見え方の差という問題の紹介を試みる。

人間の認知様式を大きく分けると、言葉による概念形成や認知が巧みなグループと、言葉での認知機能に苦手さを抱え、むしろ映像や視覚イメージによる把握や認知、さらに思考のほうが得意なグループとがある。

一般的な知的に高い人間の場合は、言葉による概念や認知、さらに言葉を用いた思考が得意であり、学校もそのような子どもへの教育がおこなわれている。しかし、映像や視覚イメージ操作による認知のほうが得意なグループは、しばしば言語認知、文字の認知、言語による概念形成、言語による思考などが著しく苦手で時として欠落を抱える。

言語を中心とした認知機能が優位なグループを聴覚言語優位型と呼び、映像イメージによる認知のほうが優位なグループを、視覚映像優位型と呼ぼう。すべての人は、このどちらかのグループに属するが、視覚映像優位型は発達凸凹をともないやすい。

その一方で、聴覚言語優位型の人々のなかにも発達凸凹の人がいて、その場合には独特の視覚映像認知の欠落を抱えることがある。その代表は人の顔の識別が苦手という「相貌失認」である。

なぜ聴覚言語優位型という一般的なグループにおいても、このような認知障害が生じるのか。だって何もなければ健常者ではないか。何か凸凹があるからこそ発達凸凹であるのだ。

視覚で考えるタイプ

岡南は、視覚映像優位型の発達凸凹の代表として、ダーウィンやガウディを取り上げている。自閉症スペクトラム障害であるテンプル・グランディンも、典型的な視覚映像優位型の人で、彼女は自らを「視覚で考える人間」と呼んでいる。彼女は複雑な思考になるとすべて視覚的映像を用いなくてはできないのだ。

一方、聴覚言語優位型の発達凸凹の代表として岡が挙げるのは、ルイス・キャロルである。さらに自閉症スペクトラム障害の代表としては、ドナ・ウィリアムズやニキ・リンコ(後述)が挙げられる。

視覚映像優位型への配慮についてまとめてみよう。

映像思考する子どもたちは、言語能力が弱いにもかかわらず、視覚的、空間認知に関する能力は強い面がある。聴覚刺激に弱いからといって、聴覚的な刺激ばかりを与えるとストレスを増やすことになる。その一方で、映像思考ゆえ一挙に高度で本質的な理解を得ることが可能な場合も少なくない。言語的な識別の力が弱く、記憶も苦手で、人によってはグランディンのように、言語概念をいったん視覚映像に翻訳して初めて理解できる人もいる。この場合は、同時通訳のようなものだから、翻訳のタイムラグが生じ、会話が早いとついていけなくなることも多い。

どのように教育するか

このような子どもたちにはどのような教育的な対応が可能なのであろうか。

岡がこのような子どもたちへのヒントになると指摘するのは、心理テストバッテリーK－ABCで用いられる継次処理、同時処理という考え方だ。K－ABCはカウフマンによって一九八三年に開発された認知検査法であるが、そのなかで取り入れられた継次処理、同時処理の考え方がそのまま聴覚言語優位型への対応と、視覚映像優位型への対応に応用できる。

継次処理とは処理の方法が決められている状況で与えられた情報を処理する能力で、情報を一つずつ時間的な順序に沿って、連続的に処理していくというやり方である。同時処理とは、処理の方法を探索しながら同時に処理する能力で、一度に多くの情報を空間的、さらに全体的に統合し処理するやり方である。

次ページの**表2**をごらんいただきたい。視覚映像優位型の場合、一般的な教育の方法では困難が生じることが少なくない。この子どもたちへの教育をどうおこなえばよいのかという答えがここにある。

継次処理型指導の方略（聴覚言語）		同時処理型指導の方略（視覚映像）	
段階的な教え方	小さな指導ステップを経て指導の狙いに到達する	全体を踏まえた教え方	本質的部分を含む全体を最初に提示する
部分から全体へ	部分的に刺激を提示し、徐々に全体へ広げる	全体から部分へ	ひとかたまりの複数の刺激を提示し、全体から部分へ
順序性重視	番号など用いて、課題解決順序を重視する	関連性重視	提示された複数の刺激間の関連性に注目させる
聴覚・言語的手がかり	言葉による手がかりを用いて課題解決を図る	視覚・運動的手がかり	映像や体の動きによる手がかりを用いて課題解決
時間的・分析的	時間的手がかり、分析的手法による課題解決	空間的・統合的	映像的で統合的な手がかりを用いた問題解決

表２　認知様式の違いに基づく教育の仕方（藤田他、1998）

わが国においても、自閉症など視覚映像優位型の子どもたちが多く集まる特別支援学校において、この考え方の学習プログラムが作成されてきた。しかし、通常の中学、さらに通常の高校まで、このような認知の優位性を配慮した高度なカリキュラムというものは作られてこなかった。

視覚優位の子どもたちへの教材

語学や国語の教師は自身が聴覚優位の場合が多く、聴覚からの入力や記憶は得意である。よく「分からなかったら何回でも読んでみよう。そのうち分かるようになる」とはよく言われるところである。しかし視覚優位の子どもは、何回読んでも、実は分からないままである。子どものなかに映像でのイメージができなければ、理解できない。

一例として、岡が作成した視覚映像優位型の子どもへの教材を提示する。

「部分・ｐａｒｔ」という言葉を同時処理的に理解すると

すれば**図3**のようになる。

最初に絵を含む全体を示す。ここには、多くの情報があるので、全体に関する例として理解しやすい。文章中には絵に描かれているものと対応する名詞がある。発音が分からずとも、例文から視覚優位の子どもは、文のなかでの用い方により「ｐａｒｔ」の概念を、同時に「全体・ｔｒｅｅ」との関係性をもって理解をすることができる。

この場合の理解とは、映像のなかにその子なりの新たな映像での解釈が生まれるということでもある。表面的な意味が分かっても、彼らには「分かった」うちには入らない。

子どもの興味に沿って、この「木」の絵を、人や動物、楽器や車、住宅や街、そして地球、民族や思想、物質や数字などに変えていくことができ、部分の名詞もそれにあったものに変えていく。視覚優位な2E児への教え方は、これまでの言語思考での方法を、単にゆっくりと優しくすればよいというものではない。

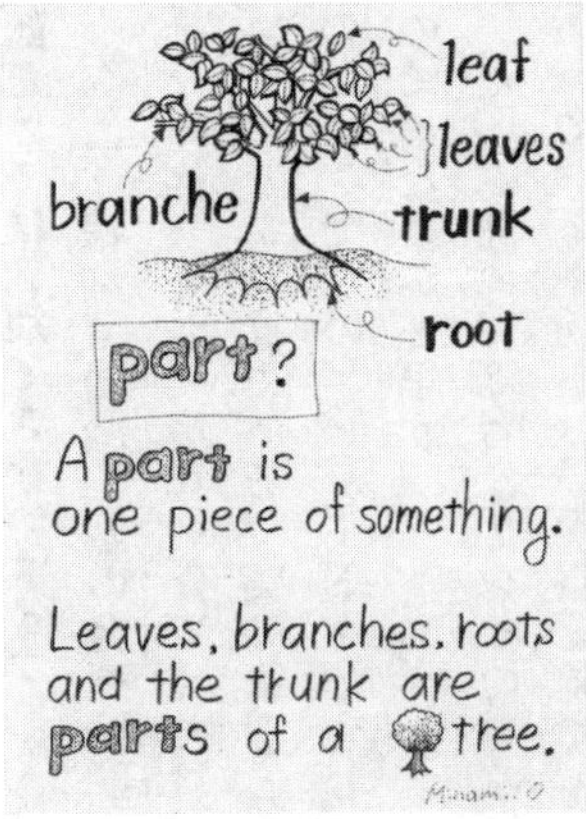

図3　同時処理による英語教材の一例（岡、2008）

顔だけでは判別できないタイプ

次は、聴覚言語優位型の発達凸凹にみられる相貌失認である。

その代表として登場いただくのは、わが国を代表する自閉症スペクトラム障害の翻訳家ニキ・リンコ氏である。実は筆者との間にこんなエピソードがあった。彼女自身がご自分のブログでこのエピソードを紹介していたので、ここで取り上げさせていただいてもよいのではないかと思う。

だいぶ前に、筆者はテレビのある福祉番組にゲストとして登場したことがあった。このあとで、ニキ氏から、番組を見ているうちに気持ちが悪くなってパニックを起こしたというメールが寄せられた。

この事件に関する彼女自身の解説である。ニキ氏は相貌失認がある。だから顔を見ただけではよく分からないことが多いという。たとえば筆者の場合、ほっぺたがふっくらしているとか、お腹が出ているとか（よけいなお世話であるが）いったことは分かるけれど、顔だけでは識別ができないのだ。

そしてニキ氏のなかで、筆者は二通りに入力されていたらしい。講演で会うことがときどきある「杉山先生」と、もう一人の「杉山さん」と。

自閉症スペクトラム障害の当事者グループである「アスペの会」のクリスマスのとき

に、サンタの赤い服を着て、子どもから跳び蹴りを食らっているのが「杉山さん」なのだという。確かに筆者は「アスペの会」のクリスマスでは毎年サンタさんをさせられていた。

福祉番組で司会者が「ではゲストの『杉山さん』を紹介します」と言ったという。しかし聞こえてきた声は「杉山先生」の声だった。それで彼女は混乱し、お化けにでも出会ったように怖くなってパニックになったのだそうである。

奥行きが分からない

なぜこんなことが起きるのか。岡は次のように説明をする。

聴覚言語優位型の発達凸凹の場合、色や明度の認知に苦手さがあることが多く、しばしばパースラインの識別がうまくいかない。パースラインとは、パースペクティブラインのことで、奥行きの認知を可能にする透視画法の線のことである。

岡自身作成の**図4**、**5**（次ページ）をごらんいただきたい。一般的な部屋の絵である図4のほうは、天井と壁との間にパースラインが見える。実際の三次元空間にあってこのパースラインの認知を可能にするのは、天井と壁との色の差、あるいは明度の差であり、この認知が粗い場合、パースラインが消えてしまう。すると図5のようになってしまう。つま

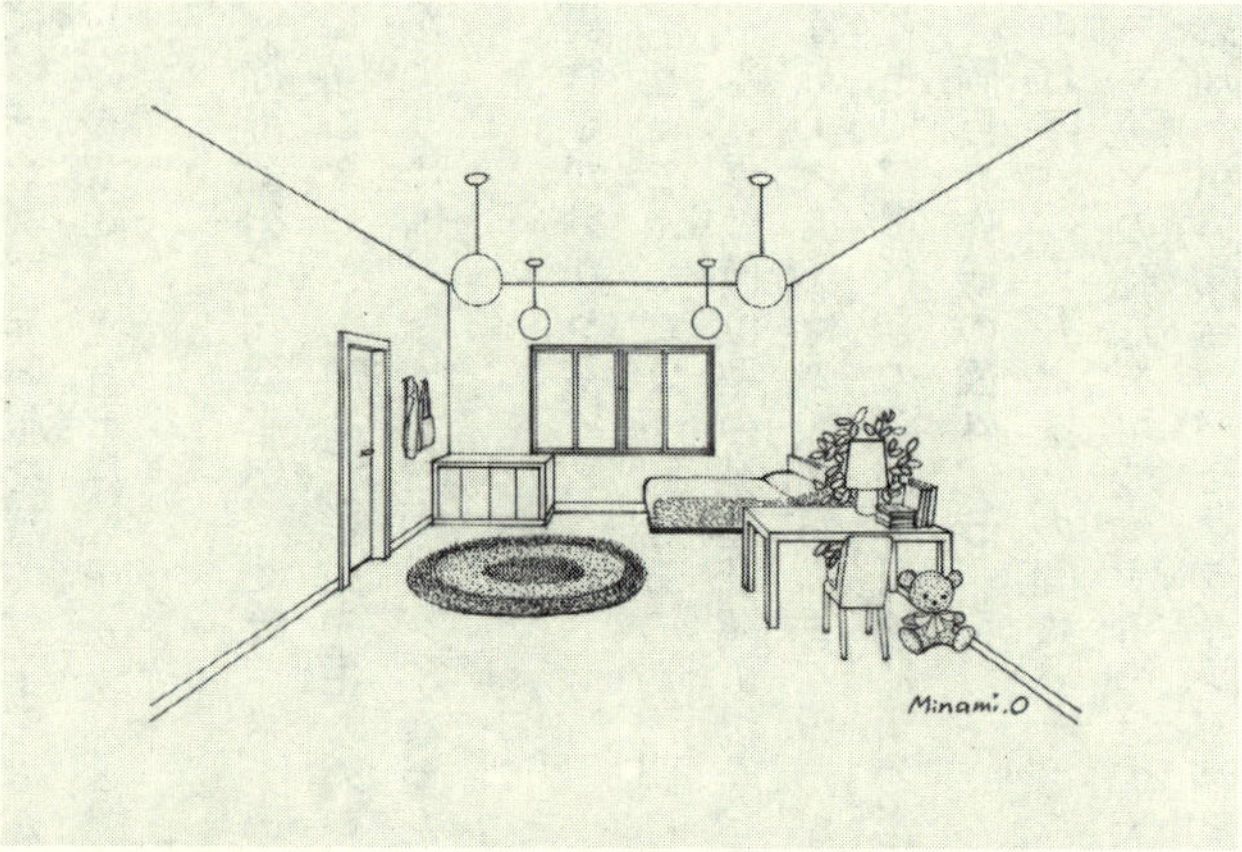

図４　一般的なパースラインが見られる風景（岡、2008）

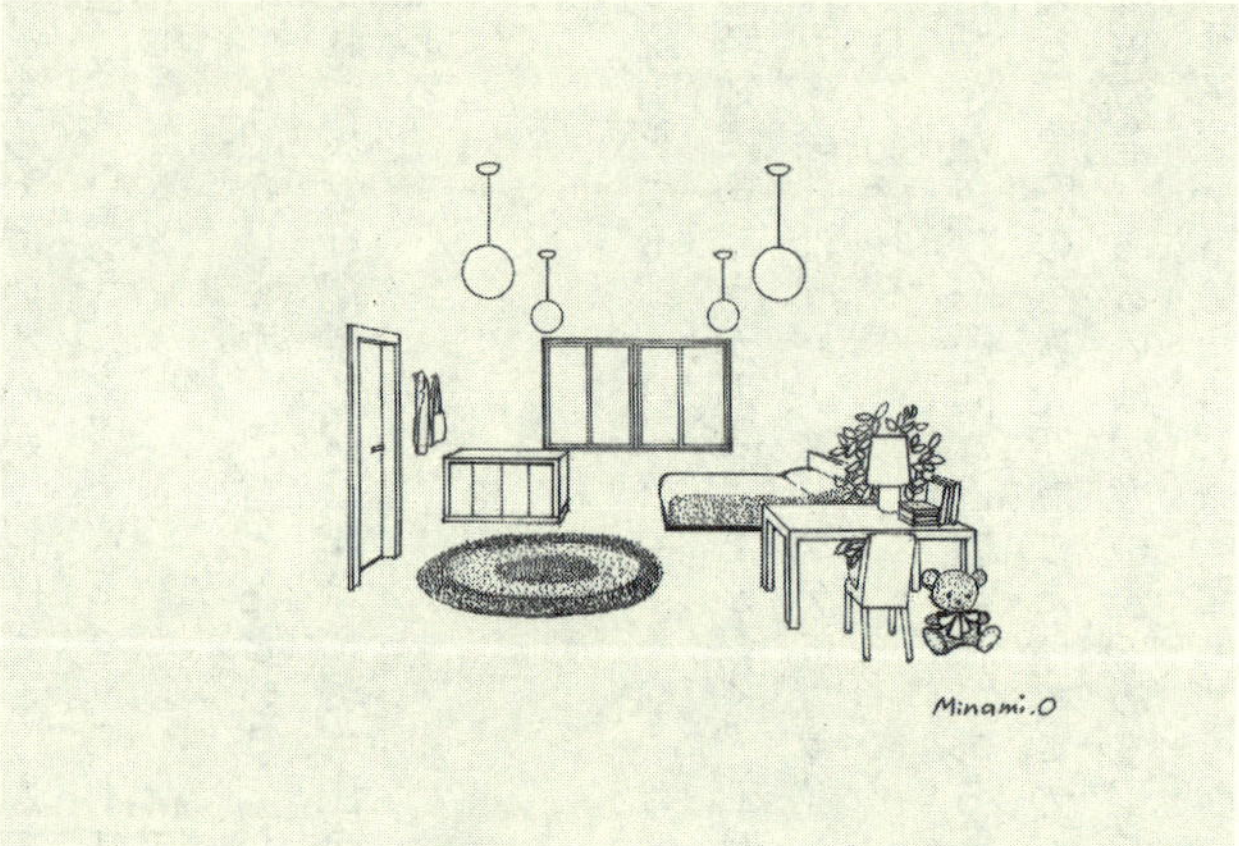

図５　パースラインが認知されないと…（岡、2008）

り奥行きというものが存在しなくなり、遠くのランプは小さいランプ、近くのランプは大きなランプといった見え方になるのである。

この三次元映像の認知の困難さが相貌失認の原因になる。実物の顔の認知のためには、この色や明度差の認知が必要になるからだ。

したがって相貌失認があっても、彼らはしばしば二次元の映像、たとえば写真による顔の識別などには問題がないことが多いのだ。

カラーグラスをつかう

実はこの相貌失認を直す方法がある。これは薄い色と偏光フィルターが組みあわさったカラーグラスを用いるのである。すべての人に汎用で使えるものではなく、個々の人によって試行調整が必要なのだが、ドナ・ウィリアムズによる自伝『ドナの結婚――自閉症だったわたしへ』のなかに、彼女がこの特殊なカラーグラスを用いて急に見えるようになる場面が描かれている。

「フィルターを、いくつかわたしてくれた。突然、目を落としていたページの文字が、まるで違って見えた。……わたしは、窓の向こうの庭を見た。これまでのように木から木へ、茂みから茂みへ、目を移すのではなく、一気にすべてが目に入ってくる。ひとつの完全な庭として、一枚の絵のように全部が見えるのだ。いや、それはもう『絵』以上のものだった。そこは、ひとつの『場所』だった。……これまでわたしは、世界にはさまざまな深さと奥行きがあって、自分が動くことでそれを感じることができると習ってきたが、実際にそうした深さや奥行きの変化を感じたことは、一度もなかった。それが今はただ目をやるだけで、そうと実感できる。……わたしはそのままイアン（婚約者の青年）を見た。『あ、あ、あなたの、か、顔』わたしはどもった。『全部、くっついてる！』……そこにはイアンの顔があった。目が、鼻が、口が、あごが、ひとつのつながりの中に、同じぐらいのインパクトを持って、存在していた。よく見ると、そこから首も、肩も、胴体も足も、つながっている。ばらばらの断片ではなく、ひとつの映像として目に入ってくる。まるでわたしの目ではなく、カメラでとらえたかのようだ。わたしは初めて、つながっているイアンの全身を、見ることができたのである」（河野万里子訳、新潮社）

なかなか障害に気づかない

この色つきレンズは何をしているのか。おそらく視覚情報の絶対量を下げているのだと思う。そこから先のことはさらに研究が必要になってくる。

視覚映像優位型認知と、聴覚言語優位型認知は、文字の識別においてもくっきりとした違いになる。前者は色の認知が良好で、とくに動く映像や立体的な知覚の記憶が良い。後者は線の認知が得意で、逆に色や明度の認知は欠落がある場合があり、映像でも二次元的な静止した知覚に優れている。

この問題は、本書の取り上げるテーマからずれるので、詳しくは取り上げないが、要点だけ書けば、視覚映像優位型の場合には、線の認知に困難があり、一方、色の認知は優れているので、文字を立体的にして色を付けるということがお勧めの方法になる。

このような場合にしばしば白地に黒という一般的な印刷は非常に読みづらいらしい。テンプル・グランディンは薄いブルーとか、薄い黄色とか紙に少しでも色が付いていると俄然見やすくなるのだと強調をしていた。

一方、聴覚言語優位型認知の子どもの場合、線の認知は良好で、文字の識別はおおむね良いが、斜め線の判別が苦手な場合が時にあるようだ。また色の識別が非常に苦手で、描画などに欠落がある場合も多い。

聴覚入力のほうはどうなのだろうか。これも自閉症スペクトラム障害において、知覚過敏性として知られるさまざまな障害があることが知られている。テンプル・グランディンによると、幼児期の彼女の耳は、コントロールの効かないマイクロフォンのようで、すべての音に圧倒されていたという。またある種の発音は非常に識別が困難であったという。

したがって、早口で話されるとまったくついていけず、ある年齢まで（早口で話すことが多い、つまり分からない言葉を用いる）大人は独自の言葉をもっていて、それで話しているのだろうと思っていたという。

このエピソードに示されるように、特異な体験世界にいるものは、それが生来の当たり前の世界なので、外からその特異さを指摘されない限り気づかないのだ。

2Eという才能児

発達障害の基盤となる認知の凸凹は、マイナスとは限らないということは、実はこのような認知特性を活かす教育をおこなうことによって初めて実現する。前章で触れたが、このような子どもたちは、欧米では二重に例外的な子どもたち（2E）としてすでによく知られていた。

日本と欧米とでは教育システムに決定的な違いがある。それは才能児のための特別支援教育の存在である。ただし欧米においても、これまで十分に指摘されてこなかった問題がある。それはこのような2Eと呼ばれる凸凹をもったグループと自閉症スペクトラム障害との関連である。

繰り返すが、認知の凸凹の存在はマイナスではない。しかし通常の集団教育では対応が困難な部分をもつことは、ここまで記したことからも十分にお分かりいただけるのではないだろうか。この問題に関しては、筆者らは一冊著しているので、興味のある方はぜひそちらもお読みいただきたい（前出『ギフテッド』）。ここでは発達凸凹への教育という側面からなるべく簡略に要点のみを述べる。

アメリカにおいて才能児のための特別支援教育が、特別支援教育を受ける子どもたちのグループにおいて、学習障害に次いで二番目に多いことをご存じだろうか。なぜ、才能児に特別支援教育が必要なのだろうか。それは、著しい才能の凸凹をもつ者には集団教育の場は、適応が難しいからである。もちろん、学校は学習だけの場ではない。だが子どもが本来もつ能力を十分に伸ばすために、子どもたちの個別のニーズにある程度応じてゆくシステムなくしては、真の教育とは呼べないであろう。

才能児への特別支援教育の中心は、高い知的な能力をもついわゆる天才児への教育が中心と考えられてきた。だが今日、問題はむしろ、高い知能と同時に、大きな認知の凸凹をもつ2Eへの教育こそ、その中心である。当然ながら、そこには一つは峰を伸ばすための対応、そしてもう一つは谷を補うための対応の両者が必要である。

才能児への特別支援教育

峰を伸ばすための対応として、これまで用いられてきた聴覚言語優位型の認知をもつ児童への教育的手法では不十分であり、あまり検討されてこなかった視覚映像優位型認知を有する教育的手技、手法の開発が必要になる。一方で、谷への補償には、次のものが含まれる。主として視覚映像優位型への教育において、音韻の理解のための教育的手技、文字への認知、さらに文章の理解を可能にするための教育的手技、手法、また主として聴覚言語優位型にしばしば認められる空間失認や相貌失認を抱える2E児に対して、視空間情報を取り入れるための教育的手技、手法、顔の認知、表情の認知のためのカラーグラスなどの補助具の活用、過敏性を抱える児童への補助具の活用など。

ずいぶん進歩したとはいえ、これまでの特別支援教育における工夫はまだ目が粗い。それは対象となった児童による十全なフィードバックが欠けていたからである。高い知能をもつ子どもへの特別支援教育によって得られた手技、手法はすべての特別支援教育においてそのまま活用が可能である。つまり、才能児への特別支援教育を進めていくことによって、これまで粗いとらえ方をされていた子どもの認知的特性をより詳細にとらえていく視点と、そのための手法が必要となり、得られた知識は、知的ハンディキャップをもつ子どもたちへも適応が可能である。さらにこの考え方を進めた先に、すべての子どもへの特別支援教育という可能性が広がる。詳細に述べることは避けるが、すでにアメリカにおいてその理念に基づく実践が一部試みられている。

身近にいる「アスペ」系

この章の最初に取り上げた、天才と発達凸凹との関係の問題に戻ろう。

自閉症スペクトラム障害がもちろんすべて天才になるわけではない。この問題の混乱の一端は、障害レベルと凸凹レベルの混同から生じている。前章で述べたように、障害レベルと凸凹レベルは連続していてスペクトラムを形成する。だが発達凸凹という視点を入れると、そのような認知の凸凹をもった人々が、われわれの周りにも少なからずいることにも気づく。

大学生のなかに潜む「アスペ」は以前から話題になっていた。実際、筆者はすでに一九九〇年代、某国立大学病院のスタッフをしているときに、医学部の学生のなかに非常に優秀だが社会性の欠落によって指導教官を悩ませている「アスペ」系の学生がおり、相談を継続して受けていた。

そうこうするうちに、筆者にとって非常に身近な、尊敬できる医者やまた大学教官のなかから、「自分は実はアスペ」とカミングアウトするものが現れた。最初は笑って冗談と受け流していたが、当事者から社会的な大変さと、それをどのようにカバーしてきたのかといった話を聞かされると、本当かもしれないと考えるようになった。

その視点で見ると確かに「アスペ」系の人は本当に多い。とても優秀で、記憶力と操作力に優れ、社会性に少し問題があり、一方悪意はない。それどころか、最近「アスペ」というニックネームは少なくとも大学の研究者レベルでは、はっきりとしたプラスの言葉として使われるようになった。トップの研究者である某大学の教授から筆者に相談を受けての言葉である。「A君はまことに人柄はよいけれど、雑用を無視してもっと自分の研究と論文に時間を割かなくては困る。彼はもっとアスペになってくれないと」。

気づいてみればすでにわが国においても、「アスペ」系の人々によって、世の中が進んでいる部分があるのではないかと思う。

繰り返すが、自閉症スペクトラムの人がすべて天才というのではない。だがグランディンのように、発達の凸凹を活用し、世に残る仕事をした人もいる。とくに彼女が強調するのは、「最悪の対応は放置」である。グランディンは彼女に合った教育をきちんと受けることができたからこそ、農場の設計者および動物学者として大成することが可能になったのだ。現在のわが国のシステムでは、グランディンのようなタイプが十全にその能力を発揮できるにはまだ困難が多いのではないだろうか。わが国においても、発達凸凹に対応できる特別支援教育が必要である。

われわれ日本人は独創性が低いといわれて久しい。だが実情は、独創性がつぶされてきただけなのではないか。ビル・ゲイツがどれだけの富をアメリカにもたらしたか考えてみるとよい。発達凸凹児への特別支援教育は、わが国において、二一世紀を開く突破口になり得るものである。

さて、発達凸凹をめぐる論議はここで急転回をする。われわれはトラウマというテーマに切り込んでゆかなくてはならない。


73ページの図3と76ページの図4、5については、杉山・岡・小倉『ギフテッド』（学研教育出版、二〇〇九年）より転載。

第四章　トラウマの衝撃

虐待とトラウマ

この章ではトラウマ（心的外傷）の衝撃について述べる。トラウマは発達障害に結びつくのか。実は大変に深く絡みあう。この事実は、私が子ども虐待の臨床経験から学んだことである。

私はこの何年かを子ども虐待の臨床に取り組んできた。あいち小児保健医療総合センター（以下あいち小児センター）心療科に子ども虐待の専門外来を開き、一〇〇〇名を超える子どもとその家族の治療を経験した。この外来を開いてみて、真っ先に驚いたのが、子ども虐待の症例のなかに、数多くの発達障害の診断が可能な子どもたちがいることであった。さらに驚いたのは、そのことを指摘したのが、われわれが初めてであったことである。

発達障害と子ども虐待は複雑に絡みあう。だがその前に、子ども虐待の子どもたちの臨床的な重さに何度も驚かされた。私はこれまで、子ども虐待の症例を診てこなかったわけではない。しかし臨床では、数百名を診て初めて分かるということはよくある。この経験を経て、発達障害の増悪因子としてのトラウマという事実に気づいた。先からちらちらと触れているように、トラウマこそが糖尿病における肥満に相当する、発達障害の最大の増悪因子なのだ。

だが、この問題の詳細な検討は次章に送り、ここでは子ども虐待の臨床を中心に、トラウマの衝撃についてまとめてみたい。最新の知見を含め、かなりの量の解説が必要になるが、子ども虐待の悲惨な報道は毎日のように続いていて、今や子どものメンタルヘルス上の最重要課題の一つというより、わが国の社会が抱える大問題の一つになっている。しかし、その有効な予防はおろか、対応すら十分にできていない。その最大の理由が、子ども虐待によって引き起こされる問題への認識の甘さにあるのではないかと私は思う。この章でお話しする事柄は、子ども虐待に関するもっとも基礎的なテーマと言ってもよく、知っておいて損はない。ぜひお付き合いをいただければと思う。

トラウマの一例

そもそもトラウマとは何だろう。それは普通の「嫌なこと」と一体どこが違うのか。

たとえば、あなたが思いがけず交通事故に巻き込まれたとしよう。脇見運転の車が突進してきて、あっと思ったときにははねられた。たまたまその場にいた見知らぬおばさんが「危ない!」と叫んだ声を聞いたときには車は目の前まで迫っていて、急ブレーキの「キイイイ」という音とともにドンという衝撃におそわれた。

体が浮き、地面に倒れた。救急車が駆けつけ病院に担ぎ込まれたが、幸いかすり傷程度で大怪我には至らなかった。

しかしそれから何日間か不眠が続いた。寝ようとすると、車が迫ってきて自分がはねられるまでのその数秒の場面が何度も繰り返し頭に浮かんでくる。思い出そうとしているのではないのだが、いくら忘れようとしてもスローモーションの映画を見るように鮮明に映像が浮かぶ。気がつくと「危ない！」と自分で声を出していたりする。

だが数日過ぎるうちに、不眠は徐々に取れてきた。それでも数週間のうちは、すごいスピードで走っている車や交通事故のニュースを見ると、さらに救急車のピーポーを聞くと、迫ってくる車の記憶がわっとよみがえり、不安におそわれることが続いた。何でもないときに、見知らぬおばさんの叫んだ「危ない！」という言葉を口に出してしまうこともあった。外を歩いているときはいつもきょろきょろして車が迫ってこないか、周りを見てしまう。外出もできるだけ、したくないと考えてしまう。

こころの骨折

しかし二ヵ月ほど経つと、このような引き金での記憶のよみがえりも薄れてきた。外出を避けることも減った。だが暴走する車を見ると嫌な気持ちになることはまだ続いている。

ここに書いた経過は、交通事故に限らず、思いもかけずに事故に巻き込まれた人や、災害に遭遇した人などに共通の経験ではないかと思う。これは急性の心理的外傷体験が回復していく一般的な経過である。

しかしもし、二ヵ月間を過ぎても突進してくる車の記憶が何度もよみがえることが続き、外出ができなくなっているとしたら、そしてそのような状態が何年も続くとしたら、この事故の記憶はトラウマになっていると判断される。瀕死の体験をしたなど非常に衝撃が大きかった出来事や、とても辛い体験、たとえば深刻な性被害などがトラウマになりやすい。このことも容易に理解できるのではないかと思う。

この二ヵ月間を過ぎても自動的な記憶の想起が続き、生活の縮小が生じ、未来を考えることができないなど、明らかな日常生活におけるマイナスが生じている状態が心的外傷後ストレス障害（Post traumatic stress disorder：PTSD）である。このPTSDは実はアメリカ精神医学会作成の診断基準のなかで、唯一病因が特定されている鬼っ子の疾患なのである。このトラウマを「心の骨折」と喩《たと》えることもある。

虐待は「心の複雑骨折」

さて、ここまで説明したのは、交通事故のように一回だけの出来事である。しかし、子ども虐待は長期間にわたって、何度も繰り返される体験である。このような長期間にわたって繰り返されるトラウマには、子ども虐待以外に、生きるか死ぬかといった劣悪な強制収容所での収監体験などがあり、複雑性トラウマと呼ばれる。いわば「心の複雑骨折」である。このときに生じる問題は、トラウマといってもまったく次元が異なる問題が生じる。とくに子ども虐待の場合、人としての基盤の部分に骨折が生じるのでとても深刻な後遺症を引き起こす。はじめに子ども虐待の具体的な症例を紹介する。

八歳で初診をしたタケオである。

母親自身も両親が離婚再婚を繰り返し、身体的虐待とネグレクト（育児放棄）を幼児期に経験した元被虐待児である。母親は小学校低学年で見ず知らずの男性に性被害を受けた。中学生で一時期非行に走り、シンナーの常習があり、タケオの父親とは結婚をしていない。一〇代で妊娠をしてタケオを出産した。タケオの母親はその当時、夜に働いていたので、昼間は同居をしていた腹違いの姉が自分の子どもと一緒に見てくれていたというが、放置状態であったようだ。

タケオはすでに幼児期から反抗的で、気に入らないことがあるとどこかへ消えてしまう。すでに三歳で家出があったという。保育園に入園してから園の先生に勧められ母親は児童相談所に相談をした。その後、児童相談の福祉士には断続的な相談が続いた。このことからも分かるように、タケオの母親は、タケオに対して何とかしなくてはという気持ちはとても強く、深い愛情ももっていたが、どのように育てればよいのか分からなかったようだ。その後母親は継父と知り合い結婚をした。父親は働き者だったが、タケオがさまざまな問題行動を起こすたびに激しい体罰を加えていた。

小学校に入学したあとも、タケオは非常に乱暴で、周囲の子どもたちへの衝動的な暴力が生じた。また学校で人のものをもってきてしまうことや、お菓子、おもちゃなどの万引きも常習的にあり、児童相談所から紹介を受けてあいち小児センターを受診した。

喧嘩、暴力、お化け

外来治療ではとても追いつかず、タケオは入院治療になった。タケオに認められたのは次のような状況である。

朝は比較的元気がなくむっつりと不機嫌である。だが夕方学校から帰ってくるころになると非常にハイテンションになり、上機嫌で廊下を走り回り、大声で叫び、些細なことで他の子どもたちと喧嘩になる。入院当初はなかなか眠れないということもあった。

スタッフが子ども同士の喧嘩を止めると、常に被害的、他罰的で「自分だけいじめられる」と言う。さらに「皆嫌い」、「お母さんは僕がかわいくない」といった発言も繰り返す。一方で優しい看護スタッフにべたべたと甘えることもある。しかし喧嘩などキレたときは看護師に暴言や暴力をふるう。こうして暴れてしまったあとはケロッとしているが、振り返りをおこなうと、なぜ暴れたのか覚えていない。

学校では着席ができず、当初は五分と学習ができなかった。しばしば学校のものや他人のものをもってきてしまうので、こんなときに、彼の鞄のなかに他の人の名前が書かれたおもちゃが隠してあったという証拠を本人に見せて問いただすと、ふわーっとあくびを始め、意識が朦朧《もうろう》としてしまう。

ちなみにタケオはお化けの声が聞こえるという。声は「タケオ」と自分を呼ぶ声であることが多く、暗いところを怖がっていたが、入院治療のなかで、タケオは暗がりにお化けの姿がいつも見えていることが明らかになった。

知能検査では知能指数82と境界知能（正常知能と知的遅れありの中間の値）であった。しかし凸凹が多い知能検査で、一番高い「一般的理解」という常識に相当する知識を計る検査の点が13点であったのに対し、一番低い、似たものなど抽象的な概念の知識を計る「類似」ではなんと1点しか取れないという状況だった。

子ども虐待の症例

タケオに対しては何回かの入院治療と、並行して家族への治療をおこなったのであるが、その長期間にわたる治療を延々と紹介するのはこの本の目的ではないので省かせていただく。だが、このタケオの示す多彩な症状は子ども虐待の児童に普遍的に認められるものである。このような症状がなぜ生じるのだろうか。

多数の症例による資料を見てみよう。

開院からの九年間に、あいち小児センターを受診し治療をおこなった子ども虐待の症例は一〇三六であった。次ページの**表3**はその内訳である。この表で注目してほしいのは、性的虐待が一七パーセントを占めることである。実は児童相談所の通告件数などわが国の公的な統計では性的虐待は三パーセントにすぎず、実態を正確に反映していないのではないかと思われるからである。

これを精神医学的診断によって分類したのが**表4**である。ここに挙げられた診断名の説明をなるべく簡略におこなう。これらの診断は要するに子ども虐待において普遍的に認められるものだからである。といっても、新しい診断名は四つだけである。

自閉症スペクトラム障害は、これまでにも述べてきた、生まれつき社会的な苦手さを抱える発達障害である。このグループが、一貫して子ども虐待の四分の一以上を占めている

虐待の種類	男性	女性	合計	%
主として身体的	323	145	468	45.17
主としてネグレクト	104	69	173	16.70
主として心理的	109	99	208	20.08
主として性的	55	125	180	17.37
代理ミュンヒハウゼン	2	5	7	0.68
合計	593	443	1036	100

表３　あいち小児センターで診療を行った子ども虐待の症例
(2001.11〜2010.10)

併存症	合計	%
自閉症スペクトラム障害	300	29.0
注意欠陥多動性障害	162	15.6
その他の発達障害	91	8.8
反応性愛着障害	438	42.3
解離性障害	512	49.4
反抗挑戦性障害	202	19.5
行為障害	279	26.9

表４　子ども虐待に認められた併存症 (N=1036)

のである。子ども虐待を受けた自閉症スペクトラム障害の子どもたちのなかで、知的障害をもつ者は一割にすぎず、九割までが知的な遅れのない、いわゆる高機能群である。

なぜ知的に高い自閉症スペクトラム障害は子ども虐待の高リスクになるのか。その理由は、診断が遅れやすいこと、そして未診断の状況での愛着形成の遅れは、養育者側に非常に強い欲求不満を作るからである。序章で紹介したヒナコがもし自閉症スペクトラム障害という診断を受けず、両親が彼女の非社会的な行動をしつけのみによって修正しようとすれば、あっという間に虐待に横滑りする。

そしてもう一つ、子ども虐待を引き起

こしやすい要因がある。それは親もまた自閉症スペクトラムという場合が少なくないからである。とくに母子ともに自閉症スペクトラムという場合である。

われわれがはじめに母親と子どもがともに自閉症スペクトラムという例があることに気づいたのは、入院治療を必要とするこじれた症例において、これまでよく知られていた、子どもの父親も自閉症スペクトラムの特性をもつ人というパターンではなく、母親のほうに自閉症スペクトラムのパターンをもつ人が少なからず認められたことからであった。

ちなみにこの母子例の母親において、精神科未受診者はほとんど存在せず、実にさまざまな診断を受けていたが、発達障害診断をすでに受けていた者は皆無であった。

母子アスペ

ひとたびこの視点が与えられると、そのような症例が非常に多いことに気づかざるをえなくなった。どうやら自閉症スペクトラムの成人が、惹かれあい結婚をする可能性が高い組み合わせは二通りある。一つは自閉症スペクトラム同士、もう一つは自閉症スペクトラムと元被虐待児というペアである。

前者は認知特性の類似から、後者はおそらく人との距離に苦しむ元被虐待児である成人において、対人距離が遠い自閉症スペクトラム者のパートナーを選ばせるのであろう。

われわれの臨床経験でカルテを作るに至った母子アスペ群においてカウントしてみると実に八割までに子ども虐待が認められた。さらに虐待までいかなくとも学校と対立してしまうなど、子どものために環境を整えるといった配慮ができないために起きるトラブルを抱えている場合が少なくなかった。これは単に子育ての苦手さというだけではなく、序章で述べたように、成人した自閉症スペクトラムが非常に高率に気分障害（うつ病）を生じるからである。お父さんお母さんがうつ病になってしまうと家庭機能が著しく損なわれてしまうことは、ヒナコの事例に示したとおりである。もともとの基盤に、二次的な問題が重なりやすいのであるが、この問題はあとに取り上げる。

ＡＤＨＤと「しつけ」

ＡＤＨＤは、多動、衝動、不注意の三つの症状を生まれつきもつ発達障害である。この多動がある子どももまた、発達の問題があるという診断を受けなければ、それを、しつけで何とかしようとしたときに、やはり虐待が生じやすい。

さて先のタケオは五分と着席ができず非常に多動で、衝動的な行動も多かった。タケオはＡＤＨＤと診断できるのだろうか。

実はわれわれは、タケオのような子どもたちをＡＤＨＤと診断してこなかった。その理由は、生来の発達障害としての多動ではなくて、子ども虐待の結果生じた複合的な問題である複雑性トラウマの一つの症状として多動が生じていると考えたからである。この問題の検討に関しては、他の病態の紹介をすべて終わったあとにおこなおう。

知的障害という診断のグループには、知的な障害に基づく適応障害を呈した精神遅滞だけでなく、たとえばウイリアムズ症候群など、知的障害をもつ発達障害のいくつかが含まれている。

さてこの三つが発達障害であるが、全部足すと五二パーセントと過半数になるのである。そして、このうちの八五パーセントまでは知的な遅れがない、いわゆる軽度発達障害の子どもたちである。このように発達障害は、そのなかでも知的な遅れのないいわゆる軽度発達障害は、子ども虐待の高リスク因子になるのである。

次の二つ、愛着障害と解離性障害は子ども虐待の後遺症に相当する病態であり、同時に、子ども虐待の多彩な症状の中核をなすものである。

愛着の問題

愛着の形成は、乳幼児期のもっとも大切な育ちの課題である。ちなみにこの言葉はアタッチメント（attachment）の訳で、本来の意味は赤ちゃんが養育者にまさにくっつく行動である。乳児期後半になると赤ちゃんは人見知りを示すようになって、知らない人が来たときに怯え、泣いたり親にしがみついたりする行動がみられるようになる。それだけでなく、いつも親のほうに視線を向けていて、親といるときに一番リラックスしている。そして不安に駆られたときに、泣いて親に信号を出す、さらに不安なときや親が離れようとしたときに、にじり寄ってくっつこうとする。これらの一連の行動が愛着(アタッチメント)行動である。

とくに一歳を過ぎると、しばしばこんな光景が認められる。外の世界への好奇心でいっぱいになって遊んでいた赤ちゃんが、はっと親の不在に気づく。わっと親のもとに駆け寄り、べたべた触ったり膝に顔をうずめたりひとしきりくっついていて、しばらくするとまた親から離れて探索に行く。あたかも親にくっつくことでエネルギーを補給しているかのようだ。これが繰り返される過程で、徐々に子どもは、親から離れることができるようになる。

乳幼児の認知能力では、目の前にいない親は自分の世界からいなくなってしまう。しかしこの接近、接触、再分離を繰り返すうちに、目の前にいなくとも、そこにいる親のイメージを思い浮かべることができるようになってくる。そうして思い浮かべるだけで、エネルギー切れが起きなくなる。つまり子どものなかに親が内在化される。これが愛着の形成である。
ここで作られるものを私は「内なる親のまなざし」と呼んでいる。それによって、子どもは一人でも直ちには混乱しなくなるのである。

トラウマからの防波堤

愛着の形成は対人関係の基本であるだけでなく、情動コントロールの基盤でもあることに注目してほしい。愛着行動は、子どもが怯えたときに養育者によって不安をなだめてもらう一連の行動である。愛着の未形成はしたがって、自らをなだめることが困難になってしまう。この親と一緒にいるときの安心の基盤が、非常に官能的な記憶であることにも注意してほしい。親のもとにいる安心の何よりの象徴は、お母さんのあたたかな膝ではないか。

そしてこの「内なる親のまなざし」こそ、社会性の核になるものである。子どもが何か禁じられていることをやらかそうとする。そのときにこれをしたら親がどんな顔をするだろうかということが思い浮かぶ。それが歯止めになる。タケオが何度でも万引きを繰り返してしまうのは、この歯止めがないからにほかならない。さらに人間の基本的な感情は、愛着形成がなければ成立しないものが含まれている。たとえば悲哀の感情は、愛着者からの分離の気持ちであり、誇らしい感情とは愛着者からの賞賛にほかならない。

そして愛着は、トラウマからの防波堤でもある。証拠を示す。あなたがたとえば上司から、非常に理不尽な叱られ方をしたとしよう。そのときにあなたはどのようにしてそれを乗り越えるのであろう。「ええい！　あのくそ課長、辞めてやる！」と怒りに駆られるが、ふと子どもの顔が浮かび、「お父さん（お母さん）辛いけど、○○ちゃんのためにがんばる」と気持ちを立て直すのではないだろうか。トラウマになり得る事象に遭遇したときに、まさに同じことが起きる。親、配偶者、恋人、子ども、そして大切なペットなどがトラウマの防波堤の役割を果たすのである。

この愛着は人間だけのものではない。犬の飼い主はよく知っているだろう。犬には確かに、心がある。飼い主や、好きな仲間との強い絆。見知らぬ存在への警戒。犬は寝たときによく夢も見ている。脱線であるが、爬《は》虫類も、少なくとも亀は、飼い主を覚え、飼い主に甘える。嫌なことには「ふん」と鼻を鳴らして怒ったりする。前の病院で飼われていた亀は、えさをくれる人が来ると、「亀の舞」をしてみせたものだ。誰も信用してくれないけれど。

虐待と愛着

さて、子ども虐待のときに、この愛着はどうなるのだろう。要するにずたずたになってしまうわけであるが、子どもの側からすると、養育者と一緒にいるときは、リラックスではなく、いつ暴力が降りかかってくるのか、緊張のなかで過ごすことになる。その結果、虐待のなかに暮らす子どもたちは、常に警戒警報が鳴りっぱなしの状態を強いられる。つまり過剰な覚醒状態が続く。これが被虐待児に普遍的に認められる生理的な緊張状態とハイテンションの基盤になる。被虐待児は、常時脈拍が一二〇を超えていることが少なくない。不眠もよくみられる。

しかし重要なことは、子どもは養育者との間に何らかの愛着を作らずには生きることができないという事実である。それでもごくごく稀に、極めつきに劣悪なネグレクトのなかに育ったときに、周りにまったく無関心になってしまうことが生じる。つまり重度の自閉症のような状態になってしまうことがある。

一方、それほどひどい放置ではないときには、この緊張と警戒の状態のなかで、養育者との間に歪んだ愛着が形成される。先に愛着は官能的な記憶であることを述べた。同じように、被虐待児にとっては、ドキドキする緊張、父親のアルコールくさい息、殴られるときのしびれ、口に広がる血の味、こういったものが、対人関係の基盤を作る記憶になってゆく。

この歪んだ愛着を、虐待的絆と呼ぶ。繰り返すが、子どもが養育者に何らかの愛着を作らずに生きていくことはできない。すると次のようなことが起きてくる。父親のDVなど、暴力が常在化した家庭に育った娘が、その家庭を憎み嫌い、高校を卒業と同時に家出のように家から遠く離れ、仕事に就き、そこで結婚をする。すると、かつての父親のような暴力的な夫となぜか一緒になっている。そして、今度は自分がDVを受け、子どもたちに暴力をふるい、虐待をする側になってしまう。このような虐待の連鎖は、実にしばしば見られるのであるが、この反復が起きる理由こそ虐待的絆にほかならない。いくら忌避される記憶であっても、子どもたちにはそれこそが生きる基盤になっているからなのだ。

虐待で生まれる絆

歪んだ愛着の修復とは、ゼロからの出発ではない。マイナスからの出発である。だからこそ大変なのだ。子ども虐待の環境に育った子どもたちは、支配―被支配という虐待的対人関係を反復する。人との関係は、常に緊張のなかに展開する。愛着が新たに作られたとき、しきりに挑発が生じ、あたかもわざと殴られようとしているかのような行動が延々と繰り返される。そしてこの挑発に乗れば虐待的な場面の再現になってしまう。

この再現という現象は虐待をめぐるもう一つの特徴でもある。この現象は、表4の次の項目にある解離性障害の解説と、それに関連するフラッシュバックの説明が必要になる。

解離とは、心身の統一がバラバラになる現象である。トラウマだけで生じるのではないが、トラウマに遭遇したときにもっとも生じやすい反応なので、トラウマとは切っても切れない関係にある。解離というこの心の働きは、大きな苦痛をともなう体験をしたとき、心のサーキットブレーカーが落ちてしまうかのように、意識を体から切り離す安全装置が働くことがもともとの基盤になっている。これは次のように説明されている。人はかつて、どちらかというと弱い生き物であった。たとえば肉食獣に噛まれ、まさに捕食されそうになったとき、噛まれた苦痛でパニックになっていては逃げられる可能性は低くなる。このような危機的瞬間に対処できるように、苦痛の回路を遮断してしまう安全装置が備わったという。

さらに、いよいよ逃げられなくなったときには、苦痛を遮断して楽に死ねるように安全装置が働くのである。時間体験も変化する。先ほどの交通事故の例でも生じるのであるが、瞬間的に時間が引き延ばされ、スローモーションのように、数分の一秒の間に、いくつもの場面がゆっくりと無機質に認識される。この意識の切り離しは場合によっては、体から離れて、外から見ているという体験に発展することもある。たとえば性的虐待で、性交を強いられている自分を、天井から眺めていたり、ベッドの下に潜り込んで見上げていたりという経験をしている被虐待児は少なくない。意識を体から切り離してしまえば、苦痛を感じなくてすむからにほかならない。解離もまた人間だけの現象ではない。有名なのは、狸がショックを受けたときに仮死状態になるいわゆる狸寝入りである。

愛着障害と解離が一緒に起きるのには理由がある。自己意識は自分だけでは作れない。人の自己意識がきちんと芽生えるためには、そこに自分の鏡となる安定した他者が必要なのだ。その他者からの働きかけや言葉掛けによって、子どもたちは自分の名前を知り、自分という存在を知る。この鏡となるべき他者が激しい変化を繰り返していたり、自分に対して暴力的な侵襲を繰り返していたりしたら、変化する親に対応した、とても不安定なばらばらの自分が成立してしまう。自己の核に相当するものが不確かな状態が、こうして作られる。

フラッシュバックの一例

それではフラッシュバックはどのようにして生じるのであろう。非常に軽い例を挙げ、基盤になる現象を見てみよう。

あなたが宴会で、いつになくお酒が回って、いつもとは違う行動をとってしまった。上司に絡み、大声で歌い、同僚からも「今日はご機嫌だね」と言われ、普段から少し険悪な人からは「いつもいい気なもんだよ」と言われてしまった。

さて翌日である。しらふになってみると昨日の様子がよみがえってきて、すごく恥ずかしい。上司に絡んだこともしまったと思うし、同僚に醜態を見せたことにも困った。考えないようにしているけれど、昨夜の場面が浮かんでくる。とくに「いつもいい気なもんだよ」という言葉が思い出そうとしないのに浮かんでくる。「いつもいい気なもんだ」と、その人の口調で言ってしまう。そのつど、その記憶から切り離そうと頭を振る。この人はそれからしばらくの間、だらしなく酔って醜態をさらしている人を見たときに、今度は「いい気なもんだ」と自分が口に出してしまい、その口調が、自分が言われたのと同じなのにびっくりするということが何度か起きた。

この例は、軽い嫌な記憶に対する心の働きのスケッチである。そしてこの例のなかに、二つのフラッシュバックがある。一つは、宴会での自分の行動の記憶である。もう一つはそのなかで聞いた嫌な人から言われた言葉である。先の交通事故の例でも、たまたまそこに立ち会った人の「危ない！」という言葉のフラッシュバックの例を挙げた。このように、どちらかというと嫌なことがフラッシュバックによる再生という形を取りやすい。その理由としては、軽い嫌な記憶であれば、その記憶を何度も再生させるうちに徐々に慣れが生じて、記憶が薄らいでくるという心の働きが生じるからと説明されている。

複雑性トラウマのフラッシュバック

さて子ども虐待のような複雑性トラウマの場合においてはどうなるのだろう。非常に広範にさまざまな形のフラッシュバックが生じるのである。少し煩雑であるが、その一部を列挙してみよう。

- 言語的フラッシュバック：子どもが些細なことからキレて、急に目つきが鋭くなり低い声で「殺してやる」と言うなど。言うまでもなく自分が虐待者から言われたことのフラッシュバックなのである。
- 認知・思考的フラッシュバック：「子どもは大人の奴隷だ」「自分は生きる価値がない」などの考えが繰り返し浮かぶ。これも虐待者から押しつけられた認識や考えのフラッシュバックである。
- 行動的フラッシュバック：急に暴れだす、殴りかかるなど。虐待場面そっくりの再生である。
- 生理的フラッシュバック：これは不思議な現象である。子どもが首を絞められたときのことを語っている。すると首の回りにうっすらと赤く、首を絞められた手の跡が浮かぶ。まさに体は記憶するのである。

・解離性幻覚：先に解離によって辛い体験を切り離すことを述べた。すると、その記憶を担っているのは切り離された人格である。実はこのようにして多重人格が育つのであるが、そこにフラッシュバックが起きると、外から聞こえたり、外に見えたりすることになる。この解離性幻覚（われわれはお化けの声、お化けの姿と呼んでいる）を聞いている、見ている被虐待児は少なくない。なぜこれがあまり知られていないのかというと、周囲の大人が単に尋ねないからである。子どもは自分の体験が普遍的と思っているので、何も不思議に思わないのである。

解離の凄まじさ

さて、このさまざまな解離性障害をめぐる諸症状が何を引き起こすのか。タケオの場合には、些細なことで暴れだすということがあった。このキレるという現象こそ、フラッシュバックにほかならない。さらに、問題に直面化したときにも意識のスイッチが切れてしまい、朦朧としてしまう。そしてこの両方とも、困ったことにあとで記憶が飛んでいて覚えていない。体験の積み重ねによる修正ということが期待できないのだ。この忘れてしまうことも解離が引き起こす病理現象である。

少し脱線だが、この子ども虐待によって引き起こされた解離の凄まじさは、治療に当たってみた経験がある者でないとなかなか実感できないだろう。

もっとも重度の症例では、子どもをじっと見ているうちに刻一刻と意識状態が変わってくるのが分かるし（これは顔つきや目つきが刻一刻と変わるのだ）、健忘の程度もすごく、お昼過ぎに面接をしてみると、午前中の学校の授業の内容はもとより、時間割りすら思い出すことができない。もっとすごい子は、一年間、入院治療を含む治療を一生懸命にしたのに、私の名札を隠し「この先生の名前は？」と尋ねたところ、答えられなかった！　週一回の治療をしていた心理士も、看護師の名前も、誰も彼も覚えていないのである。

この子は当然学習もできていなかった。しかし数年間にわたる治療ののちに、この重症の解離状態は治癒し、この子は今は通常クラスで生活ができていることを申し添えておきたい。

非行の問題

次の二つ、反抗挑戦性障害と行為障害は非行系の問題である。

反抗挑戦性障害という診断名を聞くとぎょっとするが、何のことはない、大人にわざと逆らったり、周囲をわざといらだたせたりする行動を繰り返す生意気な子どものことである。漫画「クレヨンしんちゃん」を思い起こしてもらえば大体のイメージはつかめるだろう。

この反抗挑戦性障害はしばしば、非行に発展していく。一般的には、大多数の症例は自然治癒してしまうのであるが、ここに子ども虐待が加わると非常に高率に非行までいくのである。

カテゴリー診断学ではこの両者を一緒に診断してはいけないことになっているので、非行まで何というか〝出世〟すると反抗挑戦性障害の診断は除外される。この二つを合わせてみると四六パーセントになる。非行の陰に虐待ありとは以前からいわれてきたことではあった。だがこうして大人数の臨床データをまとめてみると、その深刻さに驚かずにはいられない。

これだけ深刻な状況が、子ども虐待への対応でこれまで認識されていたのだろうか。実は、このことはわが国に留まらないのではないかと思う。表4に掲げた診断名に対し、次のような問題があるからである。

たとえば、愛着障害の診断名である反応性愛着障害はこれまではめったに起きないと考えられてきた。他者に少しでも関心が起きるレベルの愛着があれば、愛着障害の診断を下さないという暗黙の了解があった。

するとタケオの場合はどうなるのか。先に触れたようにＡＤＨＤ診断になるのだと思う。タケオがもともとＡＤＨＤの基盤があったかどうか分からない。しかしながら、少なくとも治療において、一般的なＡＤＨＤのように、抗多動薬が著効し、治療が進むといった展開とはまったく異なる病態であることも明らかである。診断をおこなう理由は、治療を組むためなので、タケオにはＡＤＨＤ診断は治療に役立たない。

このずれは、おそらくこれまで児童精神科医があまり子ども虐待という視点をもっていなかったことが最大の原因ではないかと思う。昔の自閉症が、極めつきに重い症状を有する子ども以外にはそれと診断しなかったように。被虐待児も子どもである。他者にまったく関心がない反応性愛着障害とはむしろ、自閉症スペクトラム障害の基盤をもつ児童にたまたま虐待が掛け算になった症例ではないかと思う。

まったく同一のことが解離性障害においてもいえる。解離症状をもつ者が解離性障害ではないとしばしばいわれることである。しかしこれも解離があるのとないのとでは治療が異なってくる。そして解離性幻覚がほとんど知られていないように、これもまた子どもの臨床像の把握の甘さから来ている過小診断が大多数と考えざるをえない。

複数の診断名がついてしまう

もう一つだけ煩雑な解説がいることがある。それは併存の問題である。各々のパーセンテージを足すと、軽く一〇〇を超えてしまう。

表4の数字は、それぞれの診断の除外診断の規定におおむね沿っておこなっている。たとえば自閉症スペクトラム障害と反応性愛着障害、反抗挑戦性障害と行為障害（非行）は、併存診断が禁じられているため、表もそれにしたがって併存診断をしないようにした。しかし自閉症スペクトラム障害においても、愛着は遅れるものの成立する。一方、容易に想像できるように、自閉症スペクトラム障害と子ども虐待とが掛け算になった場合には、重複愛着障害と言わざるをえない病態ができあがるので、この国際診断上の規定も本当に正しいのか、疑問が残るところである。

このように、発達障害診断は非常に多いものの、先に述べたように、虐待の結果生じる愛着障害の諸症状においては、発達障害に非常に類似した臨床像が含まれることも事実である。症例においては、ニワトリ／タマゴ渾然として分からないものも多い。しかし筆者は次第に、違った視点から子ども虐待と発達障害の絡みあいを見るようになった。

年齢と精神医学的診断との関係を見ると、愛着障害のように幼児期早期から認められるものと、解離性障害、行為障害（非行）のように、幼児期には非常に少なく、学童期の後半から青年期において急に増加するものとが認められる。筆者は数百名の被虐待児の診療を続けるうちに、このような一人の子どもがたくさんの診断基準を満たすこと、さらに異なるカテゴリー診断が年齢に沿って移行してゆくことこそ、子ども虐待における大きな特徴であることに気づいた。

ちなみにこの現象、一人の子どもが年齢が上がるにつれ異なった診断を受けてしまうことを、正式には異型連続性と呼ぶ。

この視点からすれば、発達障害もまた数多くの診断カテゴリーの一つにすぎないともいえる。先に紹介したタケオに診断基準のチェックを機械的におこなうと、次のようにたくさんの診断基準を満たすのである。ADHD、非行、解離性障害、気分障害（うつ病のこと。ただしタケオの示す病像は気分の激しい上下があり非定型的な双極性障害と診断される）、さらに境界知能、学習障害も認められる。

このように、一人の子どもがたくさんの診断カテゴリーを示すことが、非虐待児の大きな臨床的特徴にほかならない。

虐待で脳全体に影響が

今世紀になって、脳画像診断の発展とともに、子ども虐待が脳にさまざまなダメージを生じさせるという証拠が次々と明らかになった。このことは、被虐待児の臨床症状をみれば納得がいくことである。睡眠障害、注意力の障害は脳幹の機能に関わる。協調運動障害、認知の問題は間脳および大脳皮質の働きに関連する。衝動行為、対人関係の問題、記憶の障害は大脳辺縁系の問題である。さらに実行機能の問題や、学習の遅れは大脳皮質の機能に関わっている。なんと脳の全体である。

最新の脳科学によって提示されている、子ども虐待の脳への影響は、一般的な発達障害に認められるものよりもはるかに甚大で、かつ広範である。前頭葉、脳梁、大脳辺縁系、後頭葉に至るまで、機能的、器質的変化が報告されている。

トラウマによって脳自体の器質的、機能的変化が引き起こされるという事実を見る限り、少なくともその一部は、第一章で述べたエピジェネティックな干渉なのであろう。

なぜこのようなことが起きるのだろう。進化論的に考えてみると、子どもが愛着形成に大きな問題を生じる環境とは、サバイバルが厳しい、過酷なものである。すると共感性など発達させていては生き残っていけない。そこで、おそらくホルモン動態などの変化によるエピジェネティクスが生じ、いくつかの遺伝子のスイッチが入って、脳の器質的な変化が生じるのであろう。

私は、ここに紹介をした子ども虐待の臨床経験から発達障害臨床を見直したとき、このトラウマの問題こそが、発達障害の行く末を不良にする最大の要因であることに気づいた。だがこの内容に入る前に、先にトラウマへの治療に必要なトラウマ処理の技法について紹介をおこなう。

第五章　トラウマ処理

安全な生活を確保する

子ども虐待への対応には、さまざまな側面からの取り組みが必要になる。子ども虐待のケア全体について最初に少しだけ触れておきたい。

子ども虐待への対応としては、何よりも子どもの生活がケアの中心である。安全な生活が確保されていなくては治療が始まらない。

実はこのことが非常に難しい。すぐに虐待的対人関係の再現を引き起こすからである。さらに被虐待児は生活スキルに欠落があるものが多いので、その補いも必要になる。

そして何といってももっとも重要な課題は歪んだ愛着の修復である。その修復のためには、愛着提供者が当然ながら必要であるが、実はわが国の社会的養護（親に恵まれない子どもを社会で育てる仕組み）はその八割までが、もともと子ども虐待のために作られた施設ではない児童養護施設によって担われており、そこは圧倒的な人手不足のなかに運営されている。

今日、児童養護施設は重症の問題を抱える被虐待児が大集合しているので、施設内での加害や被害が常在化しており、子どもの安全の確保すら困難な状況にあるのだ。とくに深刻なのは性的な加害／被害が蔓延《まんえん》している現状である。里親が好ましいことは言うまでもないが、今のところ里親は十分な広がりがない。里親も、この重症な子どもたちを前にしてびっくりしてしまう。被虐待児はさまざまな問題行動を多発させるので、そういった衝動的な乱暴や暴力、さらに性化行動（性的挑発が増し、性被害を何度も受けやすくなる。さらに性非行や性加害も生じやすくなる）に対してケアができるシステムが必要になる。

正しい診断が第一歩

治療としては、第一に正しい診断である。これだけ発達障害が多く認められるのであるから、きちんとした診断が不可欠である。

ついで、治療としては心理教育の役割が大きい。なぜかというと、子ども虐待によって引き起こされるさまざまな後遺症には、解離やフラッシュバックなどの普通では起きない問題を数多く含むので、何が起きているのか、なぜ起きるのか、周囲に、そして本人自身にも説明して初めて対応が可能になるからだ。そのうえで、子ども自身への治療、そして親へのサポートである。ここでは解離の統制と、フラッシュバックへの対応が大きな課題になる。

子どもへの教育も重要な課題である。子ども虐待の症例は境界知能に多く、さらに知的な能力よりも学力が落ちるため、学力の見極めと個別教育プログラムが必要な場合が少なくない。また健康的な社会行動スキルの獲得がなされなくては、悪いモデルの模倣のみに終始することになる。

このように、子ども虐待へのケアはチームが必要である。するとそのチームの調整および役割分担が必要なのだが、直ちに想像ができるようにこれも多くのエネルギーを要する仕事になる。

こう書いただけで、子ども虐待へのケアは、結構ハードな仕事であることがお分かりいただけるのではないかと思うのであるが、特筆すべきはわが国の社会的養護の貧しさである。これは国家レベルのネグレクトではあるまいか。このことについてはもっともっと言いたいことがあるのだが、この本の目的ではないのでここまでにしたい。

私はこうして多数の子ども虐待の親と子への治療をおこなってみて、従来の一般的な精神療法では歯が立たないという現実に直面することになった。これは何よりも、複雑性トラウマという問題の重さを十分に認識していなかったからである。

ここでトラウマへの治療について述べる。これが発達障害に何の関係があるのか？　実は、深い関係があるのだ。序章に一つの具体的な例は述べた。それだけではなく、繰り返すように発達障害の状態像を不良にするものとはトラウマにほかならず、ここにこそ、新たな治療的視点が開けるのであるが、まずトラウマ処理という特殊な世界に踏み込むことを決意させるきっかけになった症例を示す。

ネグレクトの家庭で育つ兄妹

七歳のシュンスケとその妹アスカ、そして継母のカズヨである。

シュンスケやアスカの実母は不安定な家庭に育ち、父親から虐待を受け、児童養護施設で暮らしたこともあるという。シュンスケが生まれたすぐあとから、実母はシュンスケをかわいくないと感じ、泣いていてもベッドに放置したままネグレクト状態であったようである。シュンスケは幼児期から逆上した実母に首を絞められたことが何度もあるという。

その後、アスカが生まれた。シュンスケが四歳のときに、子どもへの虐待をめぐって両親が対立し、両親は離婚となった。父親のシンイチはシュンスケが七歳のときにカズヨと知り合い再婚した。

新しく母親となったカズヨも、元被虐待児であった。カズヨの父親は酒乱で、勝ち気なカズヨに対して子どものころから激しい暴力をふるうことがあり、娘をかばう母親に対しても暴力をふるった。小学校高学年から中学まで、些細なことで父に激しく殴られることが続いた。カズヨは中学生のころから家出を何度もおこなった。若くして結婚した最初の夫は酒が入ると暴力的になる人であった。これは前章で述べた虐待家族の再現である。しかしカズヨはその夫に見切りをつけ離婚になった。シンイチとカズヨはシュンスケが七歳のとき再婚した。再婚後、今度はカズヨから子どもらへの虐待が生じるようになり、治療が始められた。

この症例において、子どもの精神療法はあいち小児センターの心理士が担当し、筆者はカズヨの精神療法を担当した。

シュンスケには三回の入院治療を含む継続的な治療をおこなった。今日では本当に普通の子になって、日常生活の不適応はなく解離性障害もなくなっている。アスカもまた三回の入院治療をおこない、現在も外来治療が継続している。アスカは非常に重度の解離性障害がみられ、一時期は刻一刻と意識状態が変容する状況であった。しかし長い治療を経て、解離性障害の主症状である「忘れる、止まる、暴れる」は改善し（これはアスカにわれわれが治療の目的として提示していた）、現在は通常クラスに通い、本当に子どもらしくなった。

母親の治療は中断

カズヨの治療である。抑うつは軽快、治療には進展がみられたが、子どもへの虐待は止まらなかった。私が、治療が深まったと感じられたその瞬間に、過去のフラッシュバックが生じ、それまでの治療経過を吹き飛ばすということが何度も起き、治療は悪夢のような堂々めぐりの様相を呈したのである。

結局、両親は再離婚し、シンイチは周囲や親戚の援助を受けながら必死の子育てを続けている。このシンイチの努力によってようやく家族は安定したが、カズヨの治療は離婚によって中断となった。

この治療経験は、筆者には深い衝撃となった。治療は進展したのに、それが役に立たなかったからである。

トラウマを核に抱える症例の場合、この症例のようなフラッシュバックによる堂々巡りが起きる。フロイトが「快原則の彼岸」において反復強迫と述べていたのはこの現象を指していたのかと思い当たった。長い時間をかければそれなりに進展が得られることは疑いないが、その間に子どもの側は完成された被虐待児になってしまう。トラウマそのものに焦点を当てた治療をおこなうことが必要なのだ。

トラウマの治療法

トラウマへの治療としてその有効性に関する科学的検証がなされている治療法は多くない。認知行動療法（ＣＢＴ）による遷延暴露法と、もう一つＥＭＤＲ（Eye Movement Desensitization and Reprocessing：眼球運動による脱感作と再処理治療）とがある。

遷延暴露法とは、トラウマを語らせつづけて、慣れを生じさせるという治療法である。患者のトラウマになっている出来事をできるだけ詳しく語らせ、それをテープに録音する。そしてこのテープを毎日何回も反復して聞くことを求める。モーツァルトも一〇〇回聴けばただの音といわれるように、何度も何度も聞く（暴露を受ける）うちに、その衝撃が消え、平静にトラウマを振り返ることができるようになってくる。このバカみたいに（失礼！）単純な方法が、実はトラウマに対して一番高い有効性を示しているのである。

もう一つが、EMDRである。この特殊な治療技法に最初に出会ったのは、白川美也子氏によってである。子ども、大人を問わず、トラウマに対する優れた効果を有すると教えてもらったときは半信半疑であった。EMDRの具体的な治療については序章に少し述べたが、そのもっとも根本にある手技は、患者にトラウマ記憶を想起してもらいながら左右に眼球を動かすというきわめて単純な技法である。

EMDRの方法

治療の一番中心の部分だけを取り出すとこんなやり方である。治療者は患者の目の前に指を二本（一般に人差し指と中指）を立て、その指を左右に振る。患者は目で指を追い、それによって眼球を左右に動かす。この眼球運動とともに、トラウマになっている記憶の想起をおこなうと、なぜかその記憶との間に心理的な距離が取れるようになるのである。何やらオカルティックな方法である。このＥＭＤＲは、シャピロという心理治療家が一人で編み出したものである。彼女が公園を散歩しているときに、眼球運動がトラウマを和らげることに偶然気づいたことがきっかけであるという。その後この方法は徐々に技法として洗練されて、トラウマ処理の心理技法として広がっていった。

実際のＥＭＤＲを用いた治療は、もちろん眼球運動だけがおこなわれるのではない。一般的な精神科臨床と同じく診断と評価がまずおこなわれ、またトラウマに関する評価もおこなったうえで実施される。解離のレベルを計っておくことも重要である。解離があるときには、一般的な手技だけではうまくいかないことが多いからである。

ＥＭＤＲのセッションは、序章に記したように、まず患者にとって安全な場所のイメージの確認をおこなう。そのあとに標的となる外傷体験の映像の選定をする。次いでトラウマにまつわるマイナスの自己認知、その正反対に位置する自分がこうあったらよいという希望的、肯定的自己認知を確認し、その肯定的自己認知の評価、それからトラウマ記憶にまつわる感情、マイナスの否定的自己認知に関する辛さの評価、それにまつわる身体感覚の同定という順序で、厳密に標準化された手技の手順があり、そのうえで外傷体験を想起しながら眼球を動かす作業に入るのである。

トラウマを想起しながら眼球を二五回から三〇回ほど左右に動かすことを続けると、トラウマ映像がどんどん変わってゆく。最初に標的としたイメージとの距離が取れ、想起にまつわる苦痛が薄れていく。それにともなって、最初は想起されなかった新たな映像が浮かび上がってくる。そしておおむね数回から一〇回ほどの眼球運動を用いたセッションで心理的な苦痛は著しく軽減され、同時にこうあったらよいという肯定的自己認知の評価が向上してくる。単回性のトラウマであればわずか一～二回のセッションで、トラウマによるフラッシュバックが消えることも多い。

「胸のもやもや」が消えた

このＥＭＤＲの効果は、眼球運動だけでなく、左右交互刺激であればどのようなものでもそれなりの効果を示すことが確かめられている。

たとえば児童の場合には、治療者の左右の手を対面する患児の右左の手のひらで交互に叩かせるというタッピングや、ものを叩かせるドラミング、患児に胸の前で手を交差させ、患児の左右の手のひらで、自分の反対側の鎖骨の下をぱたぱたと交互に叩かせるバタフライハグと呼ばれる技法も、それなりの効果を示す。また左右の耳に交互に音刺激を加えるという方法もある。またパルサーという左右交互に振動を作る機械を両手に握らせて、左右交互の振動の感覚を用いる方法もある。しかしもっとも効果が高く、また確実なのはやはり左右の眼球運動であるといわれている。

筆者はこの技法のトレーニングを受けてから、直ちにさまざまなトラウマ症例に用いてみた。

友人に呼び出され、その仲間のツッパリの男女にボコボコにされ、その後その外傷体験のショックから通学ができなくなり高校を退学してしまった女子高校生のケースにである。わずか数回のセッションでフラッシュバックから回復し、再び別の高校に通うことができるようになった。治療終結時に母親からは「ここの病院にたどり着くまでが長すぎた」との言葉をもらった。本当に、今の時代はトラウマに満ちているのだ。

自分自身も虐待母である別の患者から「これって虐待じゃないの」と紹介された（！）若い母親にである。一歳になるかならないかの赤ちゃんが夜泣きをすることに腹を立て、赤ちゃんを叩き、あるいはベッドに投げつけてしまうことを繰り返していた。初診時には、著しく抑うつ的で、子どものみならず夫にも当たり散らしていた。この母親の治療を始めてまもなく、彼女が身内から過去に性的虐待を受けていたことが明らかとなった。

この患者にＥＭＤＲを用いた治療をおこなった。計六回のＥＭＤＲによって母親としての自己イメージは劇的な肯定的変化を遂げた。患者は過去の自身への虐待をめぐって自分の家族と対決し、その後は子どもへの虐待はみられなくなり、次の子どもをもちたい、と明るい笑顔で述べるまでに短時間で変身した。母親に自信のオーラがみられたとは、この人のサポートに入ってくれた保健師の言葉である。

次に、同じく小学生の息子への虐待を止められないお母さんにである。話を聞くうち、お母さん自身が自分の母親から激しい体罰と言葉による貶めを受けつづけて育ち、子どものころは常に孤立していて、あまつさえ小学校年代に同級生から性被害を受け、それを誰にも相談できずにいたことが分かった。

母親のカルテを作って、ＥＭＤＲによる治療をおこなった。一〇回ほどのセッションで、トラウマ処理は終了した。この治療は、辛いものであったが、終わりに、

「これまでずっと抱えてきた、消えることがないと思っていた『胸のもやもや』のなくなる日が来るなんて、夢のようです」

と感謝の言葉をいただいた。

重度のトラウマ治療に有効

当然であるが、ＥＭＤＲによる治療は複雑性トラウマよりももっと軽い問題のほうが有効性は高く治療効果もはっきりしている。しかし他の治療では困難な重症のトラウマにも

その治療は届き、また安全性も高く、さらに従来の精神療法と補完しあうといった広い適応があることが大きな特徴であると感じられる。

それにしてもなぜこんな単純な方法が有効なのであろうか。実際のところまだよく分かっていない。しかしさまざまな科学的検証によって、ＥＭＤＲは確かにトラウマ処理の方法として有効であることが確かめられている。

筆者は子ども虐待の治療にこのＥＭＤＲを導入した。その理由は、認知行動療法の暴露法をおこなうとなると、トラウマの想起が必須になるが、子どもの場合トラウマの想起そのものが非常に困難な場合が多いこと、また先に述べたＥＭＤＲの柔軟で拡張性が高いことに強く惹かれたことである。そして次章に述べる、発達障害にも用いることができる点が大きい。

しかし、そもそも辛いからこそ、記憶を切り離すのである。安心できる環境であったとしても、トラウマ処理はエネルギーを要する作業にならざるをえない。ＥＭＤＲを用いたトラウマ処理を導入した症例をもう一つ紹介する。

多重人格に近い解離を起こすアイコ

初診時八歳のアイコである。アイコの父親は事業に失敗し、借金の返済に追われ、しばらく母親が仕事をして家を空けている間に、アイコに激しい身体的虐待を加えるようになった。顔を殴られパンダ状態で登校したりすることが続いたので、学校からの通報で、アイコは家庭から分離され、一年間児童養護施設にて生活を送った。

その後、両親が離婚をし、加虐者が居なくなったということでアイコは母親のもとに帰った。しかしその後アイコは、夜のおもらし昼間のおもらし、また学校での激しい退行、担任教師へのしがみつき、またスイッチングによる大暴れを繰り返し、あいち小児センターに受診し入院治療をおこなった。

一回目の入院は治療半ばでアイコと母親が強く退院を希望したので退院になった。しかしその後、学校で以前にも増して大暴れを繰り返し、ほどなく再入院になった。筆者は、赤ちゃん返りをしたいのにできないことが中心と考えて治療を組んだ。多めの抗精神病薬を処方し、アイコが少しぼうっとするように計り、せっせと赤ちゃん返りをさせた。この多めの薬を服用している間は昼間のおもらしも消え、学校での不適応もなくなった。そこでこの治療は成功したと考えて、減薬を始めた。すると、減薬につれて再び夜のおもらし昼間のおもらしが再開し、そしてその後は学校での大暴れが再び生じるようになった。つまりもとに戻ってしまった。

ここで虐待ネットワーク会議が開かれた。この会議のなかで、地元の学校の先生から、

「この子にはいくつかの人格があるようだ」との発言に筆者はハッとした。アイコが単なる赤ちゃん返りというレベルではなく、限りなく多重人格に近い重度の解離性障害をもつことに、遅まきながらようやく気づいたのである。

安全な場所をイメージできないアイコ

そこでアイコに対して、トラウマに対するＥＭＤＲと自我状態療法とを開始した。自我状態療法とは、多重人格障害のための精神療法である。多重人格は一人の人間のなかに複数の人格が存在するので、要するに一人を相手にグループ精神療法をおこなうわけだ。

先に多重人格ができあがる過程について述べた。虐待の辛い記憶を切り離すと、切り離された記憶が核になって、別の人格に育ちはじめる。つまり多重人格のそれぞれの人格は、トラウマを抱えているのである。

さまざまな人格の間で、非常に嫌われている部分人格（たとえば暴力人格など）がしばしば存在するが、ＥＭＤＲ実施の基盤である安全な場所のイメージを確認したのち、すべての部分人格は大切な仲間であり、すべての部分人格が相互に尊重され、平和共存が必要でありまたそれが可能であることを呼びかける。心のなかに、イメージによって一室を作ってもらい、その部屋のなかのテーブルに、すべての部分人格を呼び集め、それぞれの部分人格が担うトラウマを個々に処理していくのである。人格の統合は必要ではなく、部分人格相互に記憶がつながるようになれば治療終結にしてよいということになっている。

アイコは安全な場所は思いつかないという。それでは自分の体のなかでどこが安全な感じがするのかを尋ねると胸のあたりであるという。そこで、アイコに次のように語りかけていった。

「胸のなかに芝生の広場があると想って。その芝生の上に小さな家がある。小さな家のドアを開けるとそこに小さな部屋がある。小さな部屋にはテーブルがあって、大きなテレビがおいてある。ここに、あなたのなかにいるすべての人を集めてほしい。みんなみんな大切な仲間。大事でない子は一人もいない。それぞれ嫌いあっていてはだめ」

そしてどんな子たちが集まったのか尋ねてみると、アイコは、

「二歳ぐらいの赤ちゃん、自分の年齢と同じくらいの女の子、一五〜一六歳のお姉さん、そして乱暴な男の子がいる」

と語った。このアイコのなかの子どもたち全員に、これからの治療の協力を求め、それぞれの記憶をテレビに映して皆で見ようとお願いをした。

セッションで父親へ抗議

この状態で、アイコに父親からの虐待の記憶を想起させ、そのトラウマへの直面化をおこなった。部分人格がもっている辛い記憶を想起させながらEMDRをおこなったのである。しかしトラウマ想起への抵抗は強く、しばしば大泣きのなかでセッションが進行した。

EMDRのなかで、こちらも聞いてびっくりするような虐待場面がたくさん出てきた。幼稚園時代に、おねしょしていると父親にこっちへ来いとお尻をむき出されバットで数十回殴られた記憶を述べながら大泣き。小学校に入学してからは、ビールを飲んだり焼酎を飲んだりして荒れてきた父親に、こっちへ来いと言われ、行くとビールのコップで突然殴られ、大出血をした。しかし翌日になるまで病院に連れていってもらえなかった。足で蹴られ、廊下に寝ろとキャンプ用の布団で寝かされた。風呂場にいろとトイレに行かせてもらえなかった。裸で家の外へ出されて、皆に笑われた、などなど。そこで、父親への怒りの気持ちを出すよう促すと、

「できない。怖い」

と泣いてしまう。そのため、安全な場所のワークをしたあとで、ロールプレイをおこなった。私はアイコの後ろに立ち、肩に手をあて、父親への抗議をアイコに伝え、アイコは

泣きながら父親に抗議をした。

「お父さんは絶対悪い。おまえなんか父親じゃない。死んじゃえ。絶対許さない」

こうしたセッションの最中は、ふらふらになってしまうのであるが、このセッションのあと、学校に行かず自室で過ごしてもよいと伝えると、看護師に「大変だったら保健室に行ってもいい？」と尋ねて、結局アイコは笑顔で登校をした。

母親も治療に参加

この治療の開始によって、夜のおもらし昼間のおもらしは劇的な減少を示し、学校で暴れることもぴたりとみられなくなった。

その後、母親に治療への参加を促し、自分を守ってくれなかった母親への対決というセッションをおこなった。これはアイコのような症例では、父親への恨みは強いが、虐待者から自分を守ってくれなかった愛着者である母親への恨みはもっと強いからである。

母親に治療者の後ろに座ってもらい、アイコの後ろに治療者が座り、アイコは壁に向かって、

「お母さん、なぜお父さんの暴力から私を守ってくれなかった。私はとても辛かった」

と母親への気持ちを述べることができた。このセッションは母親もアイコも大泣きのな

かにおこなわれ、セッションの終了後、母子はひしと抱きあう姿がみられた。

この治療をおこなううちに、不思議なことに、アイコのなかの赤ちゃん人格が成長を始めた。アイコは地元の学校への試験登校を経て退院したが、退院のときに、赤ちゃんは五〜六歳ぐらいになったと報告された。そして暴力人格は一〇歳ぐらいの男の子で、退院してしばらくあとの外来で、最近になって姿を見せなくなったとアイコから報告があった。

その後、外来治療を継続したが、そこでも赤ちゃんは成長を続け、ついにアイコの年齢に重なった。約一年のフォローアップで私はアイコを治療終結とした。

この症例も、多めの薬でぼうっとなって葛藤状況が抑えられているときは一見よくなったのである。しかし減薬によってまたもとに戻ってしまった。アイコのように、トラウマを中核に抱える症例においては、そのトラウマに対する治療を正面からおこなって初めて、治療的な進展が得られたのである。

親子並行治療

さて一番の難物は、実は被虐待の子どもではない。加虐側の親で、解離性障害をともなったグループである。われわれは子ども虐待の治療において、加虐側の親にも積極的にカルテを作り、親子並行治療をおこなってきた。なぜ親の治療もおこなわなくてはならないのか。親も多くが元被虐待児であるからである。しかもこの虐待に対してきちんとした治療を受けていない場合が少なくない。少なくないどころではない。大半がきちんとした治療を受けていない。

筆者は、親子並行治療をおこなううちに、カルテを作るに至ったとくに母親に、少なからずの性的虐待あるいは性被害の既往があることに気づいた。

調べてみると、実に約四割の親が性的虐待もしくは性被害を受けていた。その大半が、先のお母さんのような比較的軽いものではなく、小学校年代に複数回のレイプなど、重症のものばかりである。とくに重症の性的虐待の既往のある親は、当然といえばそうであるが、性的虐待のない身体的虐待のみの親より重症であった。

とりわけ重症の解離性障害の存在である。自己史記憶が途中から途切れていて、たとえば一七歳以前の記憶がないとか、小学校年代以前の記憶がないとかといった人がたくさんいることに驚かされた。多重人格も少なくない。つまり性的虐待は、きちんとした治療的介入をおこなわない限り、次の世代にさまざまな連鎖を作るのである。

多重人格のお母さん

この親の側の未治療の解離性障害の症例とは、私が精神科医として遭遇した最難治症例である。この場合、トラウマ処理の前提となる安全な場所のイメージを作ることがそもそもできない。イメージが作れないときには、アイコでおこなったように体のなかの安全性が感じられるところを探すのであるが――お腹には蹴られて流産した記憶が、足にはバットで殴られて骨折したことが、背中にはナイフで切られた傷が――と文字通り満身創痍《そうい》なのである。そのため、自我状態療法が著しく困難になる。

そしてEMDRの一回の眼球の左右運動で、人格のスイッチが起こり、別の人格にあっという間に変わったりする。症例の治療における詳細は省くが、しかしトラウマ処理の技法を柔軟に駆使すれば、こういったためちゃくちゃな難治例でも、治療的な進展を得ることが可能であった。EMDRはこんなときに、記憶の引き出しとして用いることも可能である。たとえば、次のような用い方である。

多重人格のお母さん(もちろんもともとはその子どもの相談から入っており、お母さんは子どもに虐待をしていた)が、衝動買いをしてしまったという相談があった。

そこで、衝動買いをしてしまった自分を思い出しながら眼球運動をしてみると、昔、水商売で稼いでいたときに、ホームレスの人にお金を配っている映像が浮かんできた。次いでその映像で眼球運動をしてみると、子どものころ、小遣いがなくて友人の誕生日祝いにどうしてもプレゼントがしたくてお母さんの財布からお金を盗みプレゼントを買って、その後お母さんにひどく折檻されたときの映像が浮かんできた。

これによって、衝動買いのもっとも基盤にある記憶が何なのか、本人にも初めて分かった。こんな使い方ができるのである。

成人を対象とする精神科医が、最近の風潮として、解離性障害の治療にきちんと向かいあっていない傾向がある。これはどういうことなのだろう。筆者には、手抜きのようにしかみえない。個人の治療としては安全に運ぶのがよいとしても、延々と治療をおこなっている間に、その患者による子どもの側への虐待は手付かずのままになり、次の世代への連鎖を作ってしまうのである。


さて、ＥＭＤＲを用いたトラウマ処理を体験し、それが発達障害にも適応できることに気づいた。自閉症スペクトラムにみられるタイムスリップ現象は、突然に過去場面のフラッシュバックが生じる現象である。このタイムスリップに関しては、次章において詳しく取り上げる。

この現象は、これまで抗うつ薬の一種がある程度有効であること以外には、効果が実感できる治療法がなく、その対応は筆者にとって大きな課題であった。それがこのトラウマ処理によって突破口が開けたのである。

第六章　発達障害とトラウマ

迫害体験が症状を悪化させる

さていよいよ発達障害とトラウマとの関連である。

私は子ども虐待臨床に従事するなかで、トラウマの衝撃について学んだ。発達障害とトラウマとは深い関係がある。先に発達障害、とくに軽度発達障害が子ども虐待の高リスクになることを述べた。

それでは、発達障害とトラウマが掛け算になったとき、それによって何が起きるのだろうか。発達障害の一般的な経過は、発達や社会性が徐々に向上をしていく過程である。ところがここに子育て不全や集団教育におけるいじめといった迫害体験が加わると、にわかに様相が変わってくる。

日本を代表する児童精神科医の齋藤万比古《かずひこ》は、注意欠陥多動性障害において、小学校低学年でADHD、高学年で反抗挑戦性障害、中学生で非行というグループがあることを取り上げた。しかしながら、臨床的に見ていると、注意欠陥多動性障害から反抗挑戦性障害にいく子は非常に多い。でもさらに非行までジャンプするものはごくごく稀である。

ところが、ここに子ども虐待など子育て不全が加わると、その過半数以上が行為障害（非行）へ発展してしまうのである。

自閉症スペクトラムではどうか。われわれは継続して、触法を犯した自閉症スペクトラム障害の児童、青年の調査をおこなってきた。川上ちひろとともに調査をおこなった結果を示す。

非行や触法行為をおこなった自閉症スペクトラム障害三六名と、年齢、ＩＱ、性別、下位診断を一致させた自閉症スペクトラム障害一三九名の比較をおこなってみた。いずれも平均中学生年齢になる自閉症スペクトラム障害の青年で、知的には正常であった。

診断年齢は、非行群のほうが有意に遅れている。このことは非行群のほうが、幼児期から問題に気づかれていなかったことにほかならない。

私はこの調査をおこなう前は、いじめが大きな要因なのではないかと考えていた。ところが子ども虐待の既往は非行群五六パーセントに対し、対照群二八パーセントと大きな有意差が認められた。その一方いじめは両者とも約七割と差がなかった。結論としては、診断の遅れと、そして子ども虐待の既往が最大の問題として浮上した。分析をおこなってみると、身体的虐待があると六・三倍、ネグレクトでは三・七倍も非行が多くなることが明らかになった！　もう一つの要因の診断年齢に関しては、一年診断が遅れるごとに、非行の危険性がなんと一・二倍になるという結果になったのである。

三つの問題

それにしても子ども虐待をはじめとする迫害体験がなぜこれだけ重大な結果を引き起こすのか。

これには自閉症スペクトラム独自の体験世界と、さらにそれに関連する独自の記憶の病理であるタイムスリップ現象が関係している。あらかじめこれらの要因を含めて整理をすると、自閉症スペクトラムとトラウマとの関連には次の三つの問題がある。

1．自閉症スペクトラム障害の場合、普通に生活をしていても、怖い世界が広がっていて、トラウマ的になりやすい。これはとくに知的な障害をもつ子どもにおいて著しい。

2．自閉症スペクトラム障害の場合、タイムスリップという、トラウマにおけるフラッシュバック類似の記憶の病理が介在し、普通なら年月が経てば忘れてしまうようなことがいつまで経っても忘れることができない。長い時間が過ぎたあとに、些細なきっかけで再現に至ることも多い。

3．とくに診断が遅れやすい知的な遅れのない自閉症スペクトラム障害の場合、子ども虐待の高リスクになり、もともとの発達障害の基盤にトラウマが掛け算になることも多い。

自閉症スペクトラム障害の成人による回想や自伝では、しばしば幼児期の怖い世界が語られる。とくに高い知覚過敏性を抱える場合には怖い世界になってしまう。知覚過敏性はその基盤として、扁桃体など情動に関する情報の調律器官の機能不全が背後にあるのではないかと推察される。この知覚過敏のせいで、健常者ではそれほど怖くないことにおいても、しばしばかなり怖い状況が生じてしまう。

さらに彼らの独自の認知構造は、全体の把握が困難で、部分にとらわれやすい特徴をもつ。その結果、見通しの障害が生じ、不意打ち体験や秩序の混乱が容易に引き起こされる。知的障害をともなった自閉症スペクトラム障害の体験世界をトラウマという視点から振り返ってみると、彼らの示す行動の特徴と、被虐待児に認められる臨床的な特徴とが重なりあうことにも気づく。

知的障害をもつ自閉症児の示す常同行為は自分で一定の刺激を作り出し、怖い世界からの入力をブロックしている姿だし、また同一性の固執もそれが安心だからにほかならない。また自閉症スペクトラム障害全般に解離反応が起きやすいのも、怖い刺激入力を切り離すと考えれば理解しやすい。不眠の基盤になる過覚醒の問題は、もともと生理学的な不安定からなのであろうが、一方で、怖い世界に身構えている姿としても理解できる。これに加えてとくに知的に高い子どもの場合は、虐待の高リスクになるのである。

次にタイムスリップ現象である。自閉症スペクトラムの児童、青年が突然に過去の記憶を想起して、その出来事をあたかもつい先ほどのことのように扱うことがある。その出来事は数日前から時としては十数年前のこともある。最初に具体的な例を挙げる。

嫌な記憶を思い出すトキオ

トキオは知的には正常知能を示す自閉症スペクトラム障害で、幼児期から継続的な相談を受けてきた青年である。

彼は幼稚園のころから事あるごとに、友達に突発的な攻撃をして問題になっていた。その理由を確認すると、「悪いことをされた」と彼がいじめられたことを理由として挙げることが多かった。

しかしいつのことかを確認すると、数ヵ月前に何か言われたり、叩かれたりしたことを突然にもちだして、友達に仕返しを繰り返していたことが分かった。叩かれたほうはきょとんとしてしまうのであるが、彼は本気で怒っている。友達が反撃をして喧嘩になると、その最中に、またまたもっと以前のことをもちだし収拾がつかなくなる。こんな状況で毎日のようにトラブルが生じていた。

このトキオが小学校に上がってまもなくのことである。学校からの帰宅途中、彼は近所のお兄ちゃんの帽子を突然に叩き落とし、走って逃げてきたので、お母さんが「何でそんなことをしたの」と叱ったところ、「いじめられた」と言う。いつのことかお母さんが確認をしたところ、三年前に幼稚園で意地悪をされたことを怒っていたことが分かった。

その後も延々と同じようなエピソードが続く。

小学校高学年のときに、思い出されてくる嫌なことに圧倒されて、学校の給食が食べられなくなったことがある。そのときに彼に、どんな嫌なことを思い出すのかと聞いたところ、二年生のとき、放送室でいたずらをして○○先生に叩かれた、三年生のときに○○先生に叱られた、同級生にこづかれた——といった不快な場面を十いくつも並べ、最後に「先生、昔のむかつくシナプスを切ってくれない?」と訴えたものである。

タイムスリップ現象

あれ、この現象はすでに聞いたことがある。そう、これはトラウマに際して生じるフラッシュバックそのものである。ただし自閉症スペクトラムにおいては、圧倒的に不快な記憶が多いのであるが、稀に楽しい記憶についても認められることがあった。したがって、単なるトラウマというよりも自閉症スペクトラム独自の認知特性に根付いた記憶の特徴と考えられる。

　自閉症スペクトラムに、このような特異な記憶想起現象があることは、長年接している者には周知のことであり、稀代の臨床家であった故石井高明によって一九六〇年代にすでに記載されていた。しかしこの現象を正面から扱った研究は、筆者が一九九四年に報告するまでほぼ皆無であった。私はこの現象を、患者があたかも突然過去に横滑りしたかのように振る舞うのでタイムスリップ現象と命名した。

　この名前には由来がある。私はフィリップ・K・ディックを愛読していた一時期がある。ディックは生涯を通じて現実とは何かを追求した作家である。彼の作品のなかには自閉症者がしばしば登場するが、診断としては疑問が残るものが多い。自閉症者の登場するディックの作品に『火星のタイム・スリップ』というSFがある。この小説では、主人公の少年は未来が見えてしまい、その未来の映像に圧倒されて身動きが取れなくなってしまう。自閉症におけるこの現象を記載するに当たって、ディックのこの小説が念頭にあった。ただし現実の自閉症児は、ディックの作品とは逆で過去に縛られつづけるのである。

　タイムスリップは、自閉症スペクトラム障害に普遍的にみられる現象である。とくに知的な遅れのない自閉症スペクトラムの青年のなかには、たえず過去のフラッシュバックが意識に割り込み、現在と過去とのモザイク状の体験をもつものが存在する。有名なドナ・

ウィリアムズの自伝は、現在と過去とのモザイク状の記述によって構成されている。これは文章上のレトリックなのではなく、これこそが自閉症の体験世界なのだと思う。ただし、ドナは激しい虐待もまた受けているので、どこまでが虐待によるものなのか、どこまでが自閉症スペクトラムから来るものなのかよく分からないところがある。

パニックの謎が解明

この現象を報告した当初は、自閉症者に突然生じる想起パニックを説明できる手がかりになるといった程度の認識であった。だが次第に、この現象のもつ重みが筆者自身にもみえるようになった。

たとえば、自閉症児に対する強力な行動療法的療育をおこなうことで高名であったある療育教室の卒業生たちにおいて、一〇年以上を経た青年期になると高い確率で想起パニックが頻発していた。

今から振り返ると、強力というよりも体験世界を無視した強引な療育であったことが明らかなのであるが、自閉症の敏感さや過敏性を無視した対応は、そのときにはなんら副作用もみられず成果を上げたようにみえても、数年後、時には十数年後にタイムスリップ現象の頻発という形で重篤な副作用を生じるのである。

自閉症スペクトラムの児童、青年は激しいいじめを学校で受けることがいまだに多い。その時点では比較的けろっとして反応が乏しいのにもかかわらず、現実にはいじめが収束したはるかあとに、強烈なフラッシュバックが連続し、その後の対人関係を著しくゆがめてしまう。

一九八〇年代にわが国の児童精神科臨床において、あれほど大変であった自閉症の青年期パニックは、今日臨床の場で見ることが非常に少ない。振り返ってみると、あの荒れた青年たちは、主として学校場面で受けた不適切な対応への副作用がタイムラグを経て現れていたことが明らかである。その軽減は、わが国の教師たちが自閉症について真摯に学び、TEACCHプログラムをはじめとした自閉症スペクトラム障害の体験世界に沿った対応を取ることができるようになった成果であると思う。

タイムスリップ現象によって、筆者は今まで不可解であった引き金刺激によるパニックという現象に関する謎が解けた。ある知的障害をともなった自閉症青年は扇風機が置いてある状態でパニックを起こした。彼は擦過音に対する著しい聴覚過敏性を抱えており、扇風機があるときに彼の嫌いな音を出したものと考えられた。その後、扇風機が置いてあるのを見るとそれによってタイムスリップが生じ、たとえその扇風機が不快音を出していなくとも、出しているのと同じ状況になるのである。

過敏性の問題は、最初は生理学的な異常である。ところがこのタイムスリップ現象が介在することによって変わる。つまり過敏性に絡む怖い体験に関連した記憶事象によって、過去の不快体験の記憶の鍵が開いてフラッシュバックが生じるのである。こうして知覚過敏性は、徐々に生理的な問題から、状況を引き金とした心理的な問題へ展開する。

タイムスリップの対処法

さて、タイムスリップ現象にどう対応したらよいのか。これは私にとって、長年の大問題であった。

自閉症スペクトラムに接するときは常に、現在の体験にたえず過去が侵入してモザイク状に体験されていることを想定する必要がある。知的遅れのないグループの場合には言語による交流が可能であるので、まずは過去と現在とを区別し整理をおこなうところから始めなくてはならない。

繰り返し取り上げていくうちに、過去を過去のこととしてとらえることがいくらか可能となってくる。しかし強烈な過去のフラッシュバックに何度も襲われる場合、患者には著しく苦痛をともなうことは、先のトキオの例で示されているとおりである。

社会的に機能している自閉症スペクトラムの成人に、タイムスリップによるフラッシュバックへの対応法を聞いてみると、その引き金となる鍵刺激を避けること、さらに不快体験の記憶想起に対して、快体験のイメージや記憶によって対抗させることがある程度可能とのことであった。たとえば好きな音楽で頭をいっぱいにして、不快記憶の波に闘わせるのであるという。

また不快な出来事が起きた場所、起こした相手が、その同じ場所で、あるいは同じ相手によって良い体験を経験することができれば、不快体験の上に良い体験が塗り重ねられ、タイムスリップ現象は軽減するという。

薬物療法としては、抗うつ薬の一種である選択的セロトニン再取り込み阻害剤（SSRI）がある程度有効であった。だがこれらの対応はいずれも効果に限界があった（その理由は後述する）。タイムスリップ現象には、石狩市の主婦殺人事件のように、それによって殺人事件まで起きているのであるから、何とかしなくてはならない。

私は、EMDRのトレーニングを受けてすぐに、この技法がタイムスリップの治療に用いることはできないかと思った。

少女たちのケース

一一歳の高機能自閉症の女児である。学校でのいじめを受けた記憶のフラッシュバックで、教室にとどまることが著しく困難になってしまった。

この女児にタッピングによるEMDRを用いてみた。その場面を想起させると、それだけで顔をゆがめ苦しそうな表情になった。タッピングを三〇回ほど繰り返させ、「どうなった？」と彼女に尋ねると、彼女は驚いた表情を浮かべ「消えた！」と叫んだ。この一回のセッションでタイムスリップが日常生活を脅かすことはなくなり、学校での適応は向上したのである。

続いて次の症例を経験した。小学校中学年から継続的な治療をおこなってきた女児である。しかし不登校が継続し、入院中は小児センターに隣接する特別支援学校に通えるが、退院すると数週間もたず再び不登校になった。さらに新しい事柄に対しては拒否し、すべての問題に対する回避と否認を続けていた。中学校最後の学年になって、このままでは社会的な適応の改善が望めない状況になった。

ここで心理治療を担当していた心理士から、小学校中学年のいじめに対する治療が必要ではないかと提案があった。このときのいじめがトラウマとなり、対人関係の核に根を下ろしているのではないかという。EMDRを用いたトラウマ処理が実施された。するとわずか一〇回のセッションのあと、学校への積極的な参加、服装、服薬の改善など、新しいものへの拒否が消失したのである。彼女は無事高校に合格し、以前の継続的な不登校が嘘のように、休むことなく学校に通い、学校生活を楽しんでいる。

これらの経験を経て、われわれは自閉症スペクトラム障害の児童、青年に対して、積極的にトラウマ治療をおこなうようになった。

児童への治療

そしてさまざまなタイムスリップ現象を有する症例の治療をおこなうなかで、われわれは三つの異なったレベルの治療的介入があることに気づいた。

年齢の若い順に並べると、第一のグループは、小学校年代の児童に、現在進行形のトラウマ記憶の処理をおこなうものである。これをわれわれはチャンスEMDRと命名した。いじめによる不登校などの訴えがあったときに、多忙な外来の場で左右交互刺激を短時間おこない、さっとトラウマ処理を実施するものである。

このときに有用な道具が、左右交互に振動を作り出す（左右交互の音や音楽の刺激を出力することもできる）パルサーという器具である。不快な記憶を想起させ、左右交互の刺激提示を一セット二〇回程度、三セットほどおこなう。時間にして五分程度である。親の表情はいぶかしげであるが、これで本人はにこにこして「スッキリした」というのが普通である。

四歳からフォローアップしているケンヤである。知的には高いが、不器用が著しく、始語始歩ともやや遅かった。その後、通常学級に通うようになった。学校では時にいじめが生じたが本人は比較的ケロッとしていた。ところが小学校六年生の五月、突然にいじめのフラッシュバックが著しくなり、ケンヤは非常に不安定になった。学校への行き渋りもあるという。

そこで彼に対してパルサーによる振動を用いたチャンスＥＭＤＲを三セット一回だけ実施した。やはり時間にして五分程度である。ケンヤも家族も怪訝《けげん》な面持ちであったので、まだ何か訴えがあればすぐに受診するように指示した。しかし二ヵ月後に設定した次の外来まで受診はなく、再来のときに、前回実施した一回のＥＭＤＲでその後フラッシュバックは見事に消褪《しょうたい》したことが報告された。

この手技は、トラウマというほどまで至っていないトラウマの芽のような状況をあたかも摘み取るのに似た働きをする。このレベルであれば、実に数分の外来治療で処理が終わるのである。

青年期の患者への治療

二番目のグループは、青年期の患者に、過去の迫害体験の処理が必要となり実施した場合であり、多くはいじめの記憶である。さまざまなレベルの介入があるが正式なＥＭＤＲ

のプロトコールに沿ってトラウマ処理をおこなったという場合が多い。

一二歳のマサキである。もともとおとなしく、また指示の通りもよく、成績もよく、受診するまで発達の凸凹に家族は気づいていなかった。受診のきっかけは、外に出ると不良に絡まれるのではないかと怯え、不登校ぎみになっているということであった。初診時マサキは異様な出で立ちで現れた。戦闘服に重いリュックを背負い、サングラスを掛け、リュックのなかにはサバイバルナイフとモデルガンが入っていて、護身用だという。

事情を聞くと、患児は小学校高学年のときに、現在は児童自立支援施設に措置された名うての不良に目を付けられ、繰り返し殴る蹴るの暴力を受け、また「殺してやる」と刃物を突きつけられ、お金を脅し取られたことが続いた。患児の不調に家族が気づき、介入がなされ、その暴力的ないじめは終息した。このときの「殺される」という恐怖はいまだにまざまざと想起されるという。

その後、中学は、不良と決別するため私学に進学したという。しかし一度、町で不良中学生に絡まれるという事件が起きた。その後、抑うつ的となり、外へ出るのが怖くなった。不登校ぎみになって、朝になると涙が止まらないが、何とか家族の励ましで登校しているという。

抑うつをともなったＰＴＳＤと診断されたが、患児の独特の言い方、また興味のもち方の偏りなどから発達凸凹の存在が疑われ、幼児期の状況を確認し自閉症スペクトラムと診断された。おそらくは、彼の対人的な不器用さや周囲の状況の判断が困難なところがまた激しいいじめを引き起こした遠因になっていたのであろう。

トラウマ処理の必要性を説明し、しぶる患児に小学校のいじめ場面を想起させながらEMDRをおこなった。患児は「いやだな、むりだよ」と泣きながらであったが、眼球の左右交互刺激が始まると「あれぇ!」と素っ頓狂な声を上げた。辛い記憶が急に楽になったという。「ほらね」とこちらは処理を進め、わずか二回のEMDRセッションで、ナイフやモデルガンを常時所持して、戦闘服、サングラス着用でなければ外出できないという状況は消えたのであった。

その後も、フォローアップを続けていたが、不登校傾向はなくなり、朗らかに学校生活を楽しめるようになり、学校の成績もさらに上がって、適応状況はすっかり改善した。

成人になってようやく思い起こすことも

実は、先に述べたトキオにも成人になってから、EMDRを実施した。彼の過去のトラウマがさまざまに彼の足を引っ張っていることがうかがえたからである。

彼は無数といってよい過去の傷つきを訴えていたが、そのなかのもっともインパクトがあったものに絞ることにした。すると小学校四年生のとき「人間やめろ」と言われたこと、次いで高校一年生の折、友人と思っていた相手に無視されたことを挙げたので、それらの記憶を標的に、トラウマ処理を実施した。治療の開始当初は、不快記憶の蓋を開けた形になり、非常に苦しそうであった。

ところが数回のセッションが進むにつれ、それらのエピソードの前後状況を想起することが可能になった。おそらくこれまでは、押し寄せる不快記憶の波にのまれ、周囲状況の想起までたどり着かなかったのではないかと思われる。

そしてそうなってみると、彼自身が最初に友人の悪口を言った、あるいは教師の指示を無視したなど、自らの非社会的振る舞いが、それに続く友人の無視や教師の叱責を引き出したことを初めて思い出し、理解するに至ったのである。その後、完全に途絶えたわけではないが、不快記憶のタイムスリップを巡る訴えは著しく軽減した。

筆者がそもそもタイムスリップ現象に気づいたのは、トキオのフォローアップを通してである。筆者は遅ればせながらトキオへの治療を通して、タイムスリップ現象への対応がいくらかは可能になったことを初めて実感したのである。

成人になった患者への治療

三番目のグループは、すでに成人になった患者に、過去の被虐待への処理が必要となり実施したものである。

ここで処理をおこなわなくてはならない理由は、多くの場合これらの成人が現在進行形で、今度は彼らの子どもへの加虐を生じているからである。これは、先に自閉症スペクトラム障害とトラウマとの関連ということで整理をおこなった三番目のパターンにほかならない。

そしてこのグループは、タイムスリップ現象の治療というより、どちらかというと複雑性トラウマへの治療である。したがってきわめて難治性であるが、自閉症スペクトラム障害独自の要素もある。この紹介は、発達障害と精神科疾患においで取り上げる。

第七章　発達障害と精神科疾患　その1

議論を整理するために

さて、ここから発達障害と精神科疾患という、一番ホットでかつデリケートな問題に入っていく。議論を混乱させないために、論点の整理を最初におこなう必要があると思う。

第一は、発達障害を基盤にして生じた精神科疾患がどのような特徴をもつのかという問題である。二つの精神医学的な病気が一緒に起きたとき、あとで生じたものを併存症と呼ぶ。つまり発達障害の併存症として生じた精神科疾患の特徴という問題になる。

第二は、未診断の大人の発達障害という問題である。

第三は、上記の二つの掛け算である、未診断の大人の発達障害に、精神科疾患が起きた場合にどのような特徴をもち、どう対応したらよいのかという問題である。実はこの場合、大半が不幸な誤診という形を取っていて、さらにその数が少なくないと考えられるので、とくに重要である。

世には「実はあなたも発達障害」といった本が溢れているが、筆者から見ると、この三つの問題をごちゃごちゃにして扱っているところがあって、混乱の要因になっていると思う。未診断の発達障害はどのような特徴をもっていて、どう対応したらよいのかという問題には、対応方法が含まれているので、第九章にまとめて取り上げたい。また第三の場合は、実は第一の場合に取り上げるさまざまな精神科疾患のなかに、その実例がすでに多く含まれている。そこで大部分については、本章と次章で取り上げ、そのなかで扱えなかったものをのみ第九章で再度取り上げることにしたい。

精神医学全般に関わる問題

さて最初に、発達障害者に精神疾患が生じたという場合について眺めてみたいと思う。ここで対象になるのはほぼ知的な遅れのない自閉症スペクトラム障害に限られる。何といっても併存症が多彩で、しばしばその精神科的な問題が、問題の存在に気づいた最初のきっかけになっていたという場合が少なくないからである。拙著『発達障害の子どもたち』にも、このことを取り上げているが、本書では、もっと詳しく見ていきたい。

基盤になる資料は、筆者が継続的なフォローアップをしてきた六〇三名の知的に遅れのない自閉症スペクトラム障害の児童、青年、成人である。成人患者の一部にもともとは発達凸凹レベルの者が含まれているが、そのグループもカルテを作る必要があったということは、何らかの障害レベルと判定せざるをえない問題が生じたからにほかならない。

これからいくつかの精神科疾患に分けて述べていくが、読者諸賢はその多彩さに驚かれるのではないかと思う。あらかじめ全体像を提示すれば、要するに、認知症など老人に限定して生じる精神科の病気以外の全精神科疾患におよぶ。

なぜこんなことが生じてしまうのか。これまで精神医学は、発達障害という存在を意識して構築されてこなかった。その結果、目の前に現れた症状だけを見て、診断をおこなうということがおこなわれてきた。カテゴリー診断学の普及が、その傾向にさらに拍車をかけた。ところが、発達障害の有無によって、治療的な対応は大きく変わる。つまり治療が成功するためには、そのことに気づくかどうかということが決定的な差になる。

ついでにいえば、もう一つ無視をされがちだった問題があって、それがすでに述べたトラウマの既往なのである。このことはつまり、これからの精神医学は、発達障害とトラウマがキーワードになるのではないかと思う。

(1) 不登校とひきこもり

フォローアップしてきた自閉症スペクトラム障害六〇三名のなかで、不登校は全体の一二パーセントであった。問題は未診断の発達障害による不登校が少なくないという事実である。あいち小児センター心療科は不登校外来を設けているが、不登校を主訴として受診した児童、青年の実に半数以上が知的に遅れのない自閉症スペクトラム障害であり、その大半は発達障害診断を受けていなかった。

この問題が深刻になる一つの要因は、他の精神科的な問題と同様、従来の不登校対応において発達障害の基盤という視点が欠けていたことがある。自閉症スペクトラム障害を基盤にもつ不登校児に、他の不登校症例と同じ対応をされてしまい、「行く気になるまで待ちましょう」という方針が取られると、あっという間に、そのまま義務教育の年限を超えてしまうということが実にしばしば生じる。

筆者がフォローアップしている一八歳以上の一二一名のなかには一八名のひきこもりの青年が存在するが、その九割までが学校での不登校があり、そこからひきこもりにつながっていた。

不登校のユキオ

一一歳で初診をしたユキオである。受診した理由は不登校であったが、話を聞くと、いまに始まったことではなかった。すでに幼稚園への不登園にさかのぼる。

園では一人で過ごすことが多く、行事には練習から参加せず、本番も参加したりしなかったりであった。言葉の遅れはないが、園の先生の呼びかけを無視することが多く、園の先生は母親に相談に行くようにうながしたようだが、母親は動かなかった。のちに聞くと、お母さんからみて問題を感じなかったし、賢いところもある子どもなので、孤立しても気にしなかったという。

ユキオは小学校に入学した。一年生の一学期は大体登校できたが、それ以後は、いじめられたことを理由に、学校へ行くのを嫌がり、その後は継続して、登校日の三分の一から三分の二を休んだ。スクールカウンセラーからの継続的な相談を受けていたが、本人は拒否したので母親だけが受けていた。この相談を受けているときは、むしろ不登校が著しくなっていた。

これはあとからみれば理由は簡単である。スクールカウンセラーが「無理をせず行く気になるまで待ちましょう」という指導をしており、まったく学校に行かなくなっていたのだ。一方、担任教師の側が積極的に迎えに行ったりしたときは、遅刻をしながらでも学校に来ることができていた。しかしこんな状態であるから、友人との関わりは著しく乏しく、学校に来てもいつも孤立していた。

小学校の最終学年になって、これではいけないと初めてお父さんが動き、そこでわれわれのところに受診をしたのである。診察をしてみると、周囲への関心の幅の狭さ、一方的なコミュニケーション、若干の過敏性の存在、幼児期からの社会的な行動の苦手さなどが明らかになり、自閉症スペクトラム障害に不登校が加わった状態と診断された。

きちんとした学習が何年もできていない状態であり、地元の学校に行くことには大きな困難があると考えられた。しかし本人もこのままではよくないと思うと述べたので、入院治療を進めた。本人はだいぶ逡巡《しゅんじゅん》していたが、ようやく決意し二学期になって入院した。

入院後、スタッフから励まされ、登校をうながされると、とくに大きな困難もなく、病院に隣接する学校に継続的な登校ができた。そして彼は、実に生涯初めて運動会にも参加した。

その後は何の困難もなく、小学校六年生の三学期に退院し、地元の学校の支援学級に通った。中学校も支援クラスに通い、ここでは時折不登校もあったようだが、高校は専門学校に進学した。

両親の問題

さて、なぜこのユキオが小学校六年生まで不登校のままいってしまったのか。

実はお母さんが二〇年にわたる不眠と抑うつで、最低限の家事以外のことはできていなかった。ユキオのお母さんには、確かに抑うつと不眠があったが、生活の状況を聞くと、数年前からパソコンのチャットにはまり、家事を放棄して、ビールを片手に一晩中チャットに熱中した生活を送っていたことが分かった。要するに抑うつだけではなかったのだ。

われわれはお母さんのカルテも作って一緒に治療をおこなった。

するとユキオのお母さんは、幼児期からおとなしい性格なのだが、親しい友人がいなかった、そして人の気持ちを読むことができないことにずっと悩んでいた、ということが分かった。一〇代に拒食症になった時期があるが、いつの間にか治ったという。しかしそれと引き替えのように不眠が始まった。その後、結婚したが家事ができず、三〇代後半になってパソコンのチャットに熱中しパソコンへの没頭が始まったのだという。つまりお母さんもまた、ユキオと同じ自閉症スペクトラムの特徴をもつ人であった。ちなみにお父さんも専門的な仕事をしており、たぶん凸凹レベルの人である。

お母さんは、抗うつ薬と睡眠導入薬の服用で不眠は改善し、抑うつも軽減し、家事も以前よりできるようになった。しかしアルコールへの依存が止まらず、結局この問題に関しては専門のクリニックを紹介する必要があった。

学校で社会的な経験を積む

発達障害において、学校に行くという課題はきわめて重要であると思う。なかでも自閉症スペクトラム障害は、その障害の中核である社会性のハンディキャップを改善するために、社会的な経験を積むことが何よりも大切になるからである。

学校以外のどの場所で、原則として無料で、社会的規範や対人関係のルールを学ぶ場があるだろうか。もちろん学校という環境は、もともと発達障害児の存在を念頭に置いて作られていないため、さまざまな配慮を加えることも必要であるのだが。学校不要論もかまびすしいが、学校への拒絶の大きな背景に未診断の発達凸凹が判明することは今や稀ではない。もちろん学校も、発達凸凹に対する柔軟性をもっともっと進める必要があることは言うまでもない。

自閉症スペクトラムに認められる不登校の理由としては大きく分けると多い順に、

1. カリキュラムが患児の学力に合わなくなって学校生活の忌避につながったもの
2. いじめをはじめとする迫害体験が絡んだもの
3. 嫌なことはやらないというパターンで学校への参加を拒否するもの

の三つが挙げられる。

すぐに分かるように、この三者はいずれも重なりあい、とくに1と3、2と3はしばしば同時にみられる。ちなみにユキオは2と3である。脱線に近いが、1と3が絡んだ症例の場合、自閉症スペクトラム障害以外には決して起こりえないであろうという独特の不登校の形を取ることがある。

従来型のカウンセリングは効果が低い

「自分はこれから年齢をさかのぼる」と言って来年は一つ若くなり再来年はさらに一歳年が減り、数年したら子どもになって、お父さんお母さんに養ってもらうと宣言した不登校の青年を知っている。

このような不登校というのは、おそらく自閉症スペクトラム障害以外には生じないのではないかと思う。自閉症スペクトラム障害に不登校が生じたときに、いわゆるひきこもりへ移行することは稀ではない。ただし、まったく外へ出ないというのはむしろ稀で、自分の趣味の範囲では積極的に外へ出て、店を覗いたり、旅行をしたりといった事例が多いのであるが。

いじめなどのトラウマが絡む場合には、前章において述べたようにトラウマ処理を実施することが必要になることが少なくない。また後述する気分障害（うつ病）が不登校にさらに重なっている例も認められる。

問題はこのユキオの例のように、発達障害が基盤にあって不適応が生じてしまった児童、青年の入院治療ができる施設というのが本当に少ないことだ。このユキオの例にしても放置していたら、あるいは放置していなくとも外来だけで治療をしていたら、学校に復帰するということがスムーズにできただろうか。ひきこもりにまで移行していた危険性も決して低くはない。

これまた脱線であるが、日本の臨床心理は大多数が精神分析を基盤とする力動心理学で占められている。力動心理学は非常に重要な領域であるし、筆者も学んできた（筆者は教育分析も受けている）。だが力動的な精神療法で対応ができる問題は、実は限られている。認知行動療法のほうが、適応も広いし安全性も高いと思う。

自閉症スペクトラム障害の青年で、いわゆるひきこもりにすでに至ってしまった症例のなかで、デイケアなどに参加するところまでは何とかなるのであるが、就労するまでに改善した例は少ない。不登校状態での積極的な介入が必要なゆえんである。ひきこもりのなかに占める未診断の発達障害は多い。こじれた不登校例のなかの発達障害の占める割合の多さを見ると、世のひきこもりのうち、たぶん半分以上が未診断の発達障害あるいは発達凸凹ではないかと思う。そのなかには、前章で述べたような、いじめのトラウマ絡みの症例も少なくない。このグループに従来の分析的なカウンセリングをおこなってもあまり効果はない。それだからこそ、きちんとした診断が必要になる。

(2) 選択性かん黙

選択性かん黙とは、家ではべらべらしゃべるのに、学校など家以外の場面では頑として口をきかなくなるという、昔からよく知られた子どものこころの病態である。昔はいわゆる情緒的な問題と考えられていたが、その半分ぐらいにもともと幼児期に言葉の遅れがみられることは、一九八〇年代から指摘されていた。

ところが、かん黙は自閉症スペクトラム障害ではないと最近まで考えられていて、国際的診断基準にもそのための除外診断の記載がある。

しかし、最近になって、重症のかん黙児に高頻度に自閉症スペクトラム障害の子どもが結構いることがはっきりしてきた。いるどころではない。軽症のかん黙児は、不安感が強いとか、家族のなかで祖父母と両親が見えない対立を密かに繰り返しているとかなどの家庭環境の要因がみられるが、コミュニケーション全体に遅れを認める難治性のかん黙児は、ほとんど実は自閉症スペクトラム障害の併存症として生じているのである。

このグループは、思春期までいくと転帰が分かれる。外でコミュニケーションが取れるようになる子と、取れないままの子である。取れない子の場合、外でのコミュニケーションができないというハンディキャップはそのまま成人期まで続く。しかしかん黙の子は学校で何かやらかすわけではないので、困ったことにそのまま放置されてしまうことがよくある。しかしそのままでは自然に治らない子が大半を占めるのである。

われわれは、とくに自閉症スペクトラム障害に生じたかん黙症に対して、積極的な治療をおこなってきた。何をするのかというとこちらも入院治療である。プラスアルファのことを何もおこなわなくても、入院して家庭を離れて生活をするだけで、早い子は二週間、粘る子でも一ヵ月、最大粘った子で三ヵ月ぐらいの入院治療で、会話によるコミュニケーションが家庭外でもできるようになる。このグループに外来で延々と遊戯療法などをおこなうのは、時間の無駄である。

クラス選択の誤り

初診時九歳のサトルである。母親は気分の上下があり、どうも凸凹レベルの自閉症スペクトラムに属する人である。

サトルには幼児期から言葉の遅れがあり、幼児期の発達をチェックすると、テレビのセリフをオウム返しに繰り返して言葉が伸びたという。言葉の遅れのため、三歳で療育に通ったがここから早々と、家の外ではまったく動けなくなった。その後、幼稚園に行くが、ここでもまったく動けず、母親がつきっきりで登園をしたようである。

サトルには舌の過敏性や、触覚の過敏性もあり、そもそも食事が著しく細く、偏食もはなはだしかった。

この子が、小学校入学時に通常クラスへ就学した。なぜ少人数学級に行かなかったのか。家族が通常クラスを望んだからであるが、この選択はどう考えても誤っている。サトルは相変わらずお母さんの送り迎えが必要で、学校でもお母さんが隣にいることが続いた。そんななかでも徐々に身の回りのことは自分でやることが少しずつ可能になった。しかしすべてが遅く、同級生と一緒の行動はまったくできず、また外でコミュニケーションを取ることができなかった。放っておくと、水分の補給といったレベルでも不十分になり、その結果、脱水になったりする。そのため、ついに小学校四年生で学校に行くことが困難になった。こうしてすっかり行き詰まったところでの受診になった。

サトルへの入院治療をおこなった。当初は、イエス・ノーの表出すら、片手をかすかにゆっくり上げて知らせるといった形でしかできなかった。一方、日記にはきちんと出来事や感想を書き、さらに絵を添えて小学校中学年並みの日記が書けた。詳細は省く。これだけ重いかん黙の児童でも、入院治療を始めて数ヵ月経つと、病院で会話が少しずつ可能になった。何か特別なことをしたわけではない。もちろん放置したわけでもない。できるだけ自分のことは自分でやってもらい、看護サイドはそれをきちんと評価することと、コミュニケーションを拡げるための工夫をとりつづけたことだけである。それ以外に家族への対応をさまざまなレベルでおこなったがその詳細はすべて省く。つまり、家庭から離れて生活をするということ自体に、かん黙児への大きな治療的な働きがあるのだ。

(3) やせ症

思春期やせ症は、ダイエットが高じて著しい痩せに至り、生命の危機に至るまで拒食を続けてしまう病気である。

かつては非常に稀な病気とされていた。これが一般的なダイエットと違って確かに病気であるのは、骸骨に皮がついたようなギョッとするまで醜い姿になっても、得意げにビキニの水着などを着て泳ぎに行ったりする。さらにまだ足が太いとか言い、本気でそれを信じている。

つまり、ダイエットが極端に進行すると、体の認知の歪みがひどくなって、実際以上に太っているという歪んだ自己イメージをもつ認知障害が一緒に起きるのだ。そして、○・五キログラムでも体重が増える可能性があることを拒否し、そのためには平気で嘘をつく。今や思春期の女性を中心に、二パーセントとも三パーセントともいわれるほど広がるようになった。この拡大にともなって、病像が変化してきた。従来のやせ症は、成績の良い、美人の女の子が、ちょっとしたことから極端なダイエットに走ってという場合が一般的であったのだが、この拡大にともなって、成績も容姿もぱっとしない、しかも思春期の女の子に限らず、出産後の主婦とか、小学生とか、はたまた女の子だけではなく男の子にまで、このやせ症を生じるようになった。

さらに拒食だけではなく、どこかで過食にひっくり返り、そうなると過食、嘔吐を繰り返す状態が起きて、ある種の病理的安定をする、という例が多くなった。

そうなると別の問題が起きてくる。徳用のおせんべいの大袋を万引きしたり、自分では食べない食事をせっせと作ってお母さんや家族に食べさせ、お母さんが糖尿病になったりする。場合によっては性的逸脱行動に走ったり、自殺企図を繰り返すようになることもある。

シゾイドのやせ症

今や、やせ症は精神科、小児科で一番嫌われる病気になりつつある。なぜかというと、多くは非常に治療が難航しちっともよくならないからだ。治療の最初は身体管理が必要なので小児科や内科が担当し、ある程度、身体の危機を脱したあとは精神科が担当することが多いのだけれど、「自分たちがやります」と言うのではなくて、「おまえの科で診療をしてくれ」と互いに押しつけあっている状態を、どこの病院でも見る。

さて、もともとが重症なこのやせ症のなかでも極めつきに重症といわれていたグループがある。それがシゾイドという性格の歪みを背景にしたグループである。治療に乗らず、治療的な介入を拒否し、飢餓による死や自殺で終わることも実に多く、精神科医を悩ませていた。シゾイドとは昔、「分裂気質」といわれ、統合失調症になりやすい基盤の性格の偏りと考えられていて、このタイプは痩せた体形の人に多いといわれてきた。それは次のような性格類型である。

社会的に孤立していて、対人接触が好きでなく、感情の表出に乏しく、自分の限られた興味に深い関心や知識をもち博識であり、その自分の好きな特別なこと以外には、ほとんど関心をもたない。

あれ、どこかで聞いたような。そう、これは自閉症スペクトラム障害にきわめてよく似ている。似ているというより自閉症スペクトラム障害そのものである。

シゾイドは統合失調症の基盤となる性格傾向といわれてきたが、統合失調症とは隔絶したグループであることが示されるようになった。要するに繰り返すが、これまで精神医学は、発達障害の存在を念頭において作られてこなかった。そのために、孤立しやすく、凝りやすく、他に関心がないグループが十把一絡げに統合失調症に結びつけて考えられてしまったのだ。

体重測定を重視

シゾイドの全部ではないが、その九九パーセントまでが自閉症スペクトラム障害と置き換えて読むことができるのである。つまりシゾイド型やせ症とは、その大多数が実は自閉症スペクトラム障害に併存して生じたやせ症であったのだ。

そしてこのグループのやせ症は、今やとてもとても多く、精神科の外来で出会う思春期やせ症の少なくとも半分以上を占めている。

これは治療という点では決定的な差になる。自閉症スペクトラム障害が背後にある場合に、力動心理学を基盤にする共感的なカウンセリングでうまくいかないというのは、まあ考えてみれば当たり前である。

このことに気づいてから、われわれは治療という側面で、実はあまり苦労することがなくなった。何をするのかというと、体重測定による客観的な指標のみによって、本人の活動範囲をきっぱり決めるという治療の枠組みを示し、厳密にそれのみによって治療をおこなうようになった。

次にその一例を示す。何もここまでと思われるかもしれないが、ここまで枠組みをきちんと提示しないと、いくらでも抜け道を探し出して結局治らない。時間はかかるものの、これによって着実に治していくことができるようになったのである。

こだわりが強いユキ

ユキは幼少期から「気に入らないことがあるとカッとなりやすい」「ものの片づけ方にこだわりがある」「テストは一〇〇点でないと嫌」「複数の友達との付き合いが苦手」「いつも無愛想」など、極端なとらえ方や対人関係の苦手さ、柔軟な考え方ができずこだわりやすいといった特徴をもっていた。

小学校四年生のとき、クラスメイトから「デブ」と言われたことを機に、食事を制限するようになり、半年で一五キログラムの体重の減少という明らかな痩せがみられるようになった。診察をした小児科医がびっくりして紹介をし、われわれの病院を受診したときには標準体重のマイナス四〇パーセントという、生命的危機状態であった。ちなみに、痩せが標準体重のマイナス三〇パーセントを超えるとしばしば生命の危機になる。

この状態でも本人は、「入院したら太らされる」と拒んでいたので、両親の同意のもとに緊急入院になった。入院してみると「太らされる」とじっとしていられずぴょんぴょん飛び跳ねつづけた。本人の生命を守るために、家族の同意を得て、抑制具を用いベッド上に抑制するという状態から治療が始まった。

	レベル	1	2	3	4	5	6
	体重(kg)						
	肥満度(%)	〈〜−30.1〉	〈−30.0〜−25.1〉	〈−25.0〜−20.1〉	〈−20.0〜−18.1〉	〈−18.0〜−16.1〉	〈−16.1〜〉
	栄養	経管栄養 点滴	経口食＋ 経管栄養	経口食(全量食べなければエンシュア補食)	経口食(全量食べなければエンシュア補食)	経口食(全量食べなければエンシュア補食)	経口食(全量食べなければエンシュア補食)
バイタル	心電図モニター	24時間	24時間	夜間のみ	なし	なし	なし
バイタル	血圧・脈拍・体温	3検	3検	3検	1検	1検	1検
バイタル	水分出納チェック	要	要	要	尿量のみ	不要	不要
行動制限	トイレ	自室内(車イス・付き添い要)	自室内	自室内	自室内	病棟内	病棟内
行動制限	入浴(看護師付き添い)	清拭	清拭	シャワー 15分(要)	シャワー 15分(不要)	シャワー 15分(不要)	シャワー 15分(不要)
行動制限	行動範囲	ベッド上 安静	自室内 歩行可	病棟内	病棟内	病棟内	病棟外
行動制限	保育活動	不可	個別30分	病棟内 参加可	保育ルーム可(散歩も)	保育ルーム可(散歩も)	保育ルーム可(散歩も)
行動制限	学校・勉強	不可	自主勉強30分／日可	養護学校2時間車イス登校 体育見学	養護学校4時間集団登校 体育見学	養護学校6時間集団登校 体育40%	養護学校6時間集団登校 体育60%
行動制限	電話(1回10分まで)	不可	不可	1週間に1回	1日1回	1日1回	1日1回
行動制限	面会・外出・外泊	1週間に2回 1回2時間 両親のみ	1週間に2回 1回2時間 両親のみ	院内外出 1回30分まで　両親・兄弟・祖父母	院内外出1回2時間まで　両親・兄弟・祖父母	院外外出1回4時間まで　両親・兄弟・祖父母	外泊 1泊〜

☆体重測定は週2回(火・金)に行います。起床後すぐトイレをすませ、下着のみで測定します。
☆体重の変動によってレベルが上がったり下がったりします。2回続けてクリアしたらレベルアップします。
☆行動枠の見直しは毎週火曜にします。希望などあれば火曜までにまとめておいてください。
☆レベル6が2週間続いたら退院です。おめでとう♪

表5　摂食障害へのレベル分け枠組み一覧

ユキさんのお約束 レベル１ ユキさんが元気になり、自由に活動できるようになるためには以下のお約束を守ることが必要です。 **①ベッドの上で安静を保ちます。トイレなどベッドから離れるときは看護師をよんでください。一緒に行きます。部屋からは出ません。** **②運動はしません。** **（体の位置を少し変えるのは構いません。繰り返しの腰の上げ下げや激しい動きはしてはいけません）** **③チューブや点滴、モニターなどの治療器具は外しません。** **（ユキさんの体を守る大切なものです。外れたらつけ直します）** **④注入中は心臓がドキドキしやすいので、上向きで静かに過ごします。** ユキさんの体を守るために、場合によっては抑制ひもを使って安静を守ることがあります。 ユキさんがお約束を守り、体重が増えればレベルアップしていきます！ ○○○○年　○月　○日 担当医師＿＿＿　担当看護師＿＿＿ 本人サイン（　　　　　　　　　　）

表６　ユキに示した約束（レベル１）

退院の目標体重を決めて、六段階にレベル分けした枠組みに沿った行動療法を開始した（**表５**）。この症例に関しては、治療経過を少し詳細に書かせていただく。その理由は、現在やせ症への治療について、多くの医療機関で難航しているからだ。

レベル１でのユキに提示した約束を**表６**に示す。

ユキはこの期におよんでも、カロリーを気にし、時折、抑制されながら腰の上下運動などをしてカロリー消費を図ろうとする行為がみられた。しかしこうした枠組みが示されると、入院直後のような抵抗は著しく減った。

一ヵ月を過ぎたころにはレベルアップし経管栄養から経口食へ移行ができた。しかし徐々に体重が増えてくると、ユキは「痩せていないと人に受け入れられない」とスタッフに泣きつくことが続いた。

認知の歪みを説明

スタッフは認知の歪みについて繰り返し説明をおこなった。

「ユキは人の言ったことを真に受けやすく、痩せなければ好かれないと思い込み痩せる努力をして病気のレベルまでいってしまった。痩せすぎると頭のなかが正しい考えができないから、痩せていても太って見える、痩せた今でもデブと言われたことにとらわれ、体重が増えることがこわい。これからはそれに打ち勝って乗り越えていこう」

といった具合である。また回復へのモチベーションを維持し、褒められる体験をしてもらうためのチェック表を開始した。

レベルアップしていくにつれ、人と接する機会は増えたが、そうなると周囲の子どもたちと関わりたい気持ちはあっても、きっかけを作ることができず、遠くから見ているばかりで、もともとのコミュニケーションの苦手さや、興味関心の狭さが案の定目立つようになった。これに対して、保育活動を取り入れ、遊びの体験を増やし、また日記を媒体に気持ちの表現や、会話の練習をおこなった。徐々にぎこちないながらも病棟内の子どもと遊ぶ姿が増えた。

また、体形を気にして鏡の前にいることは多いのに、実はユキは身だしなみやおしゃれに関心が乏しかった。たとえば髪はぼさぼさ、下はジャージなどということがよくあった。何というか、全体に目が行かないのである。看護スタッフは「こうするとかわいいよ」「ユキに似合うよ」など具体的な服装の指導をおこなった。

しかし太ることへの不安は根強く持続し、たんぱく質や油分をなかなか摂取することができなかった。スタッフは食べることを強要せず、食べないことを責めず、摂取量に応じて決められた液体状の栄養の補剤を服用させ、ユキががんばっていることに対して褒めつづけた。ユキは体重増加が停滞すると、体重をごまかすために、測定前に排尿を我慢する、飲水するなどもみられたが、看護スタッフは過度に反応せず、それらができない状況をあらかじめ作り、無意味なごまかしは通用しないという一貫した態度で接しつづけた。

シンプルで明快な枠組みがコツ

食事全体のカロリーを上げていくことによってレベルは徐々に上がり、外出・外泊が始まった。ところが、外出後に体重が減少し、一度レベルダウンしてしまって以来、今度は体重が減るのを恐れ、極端に活動を控えるようになった。外泊しても自宅でごろごろ寝て過ごし、家族で出かけることも体重が減るかもしれないという不安で楽しめず、病棟でも多くの時間をベッドに臥床して過ごすようになった。そのため、若いにもかかわらず、また栄養状態がずいぶん改善されているにもかかわらず、寝たきり老人のように、お尻に発赤を生じてしまうほどであった。

このような状態に対して、退院後の具体的な生活を示し、「徒歩通学、楽しみにしているお気に入りのショップに行くには電車の乗り継ぎが必要。そのためには徐々に体を動かしながら、それに見合った栄養をとる必要がある」ことを伝え、「睡眠時間以外は横にならない、たんぱく質を食べる」という目標を提示した。

その後の外泊では、少しずつたんぱく質をとれるようになった。入院八ヵ月目を迎えるころ目標の体重を維持できるようになって、無事、退院することができた。

ユキのお母さんは、これまでユキとの関わり方に戸惑っていたが、ユキの問題が生まれつきもった凸凹によるものと分かって、眼から鱗が落ちる思いで納得したと述べた。ちなみに、お父さんはいくらか凸凹系の人である。

この治療経過に、どのような印象をもたれるだろうか。要するに、時間はかかるが着実に治療ができるのである。

少し専門的なことを付け加えれば、一般の摂食障害ではスタッフへの操作が生じやすいのであるが、発達障害の患者ではそういった問題は生じることが少ない。一方で、文脈の理解や比喩などの理解は苦手なため、同じ内容を伝えていても、表現方法が違ったりすると患者は混乱したり、違うこととととらえるということがしばしば生じる。曖昧なことの理解はきわめて苦手であり、枠を崩す原因にもなってしまう。

できるだけ同じ表現で分かりやすく提示し、重要な取り決めごとは文書にする。シンプルで明快できっぱりとした枠組みが治療のコツである。

(4) 強迫性障害

強迫性障害も古くから知られた難治性の精神科疾患である。強迫とは、「金を出せ」という脅迫ではなく、「ばかばかしいと分かっていてもやらずにはすまない」ことをいう。

頭のなかにさまざまな嫌な考えが打ち消しても打ち消しても浮かんでくるのを強迫観念、その打ち消しのため、非合理的と分かっていても繰り返し行動してしまうことを強迫行為と呼ぶ。

児童や青年期にもこの強迫性障害がしばしば生じるのであるが、大人ほど「ばかばかしいが……」という強迫に対する心理的距離がないこと、お母さんなど周りの人に強迫行為を手伝ってもらうという「巻き込み」と呼ばれる現象が生じやすいことが、その特徴である。

人ができることには限りがある。それが、巻き込みが生じると、その限界を超えてしまってあっという間にエスカレートする。たとえば不潔強迫と呼ばれる、何となく汚いように感じられて手洗いを繰り返す、あるいは長時間の入浴を要するという非常に一般的な強迫性障害があるが、これが巻き込み型になると、入浴に八時間を要するといった状態にすぐになってしまう。そうなると日常生活にも当然支障をきたすようになる。

さて、ここから先は、やせ症と同じである。この強迫性障害においても、シゾイド型のとくに巻き込み型が重症であるとされてきた。つまりその全部ではないが、少なからずにおいて、やはり発達障害の併存症として生じた強迫性障害が含まれている。巻き込み型強迫を生じたアキオを紹介する。

うつ病の母親が巻き込まれた

アキオのお母さんもどうも自閉症スペクトラムの人で、うつ病があり治療を受けていた。妹もまた自閉症スペクトラム障害で、不登校があった。

アキオは、小学校四年生ごろから同じことを確認したり確かめたりする儀式行為が徐々にひどくなり、小学校五年生にて妹の主治医を受診し、初めてそこで自閉症スペクトラム障害と強迫性障害という診断を受けた。家族は妹との比較で、アキオは健常児と判断していたようである。

妹の主治医は、アキオの初診のとき、あっと思ったという。つまりこれまで、兄とは外来でしばしば顔を合わせていたのだが、自閉症診断を受けた妹の陰に隠れて、アキオ本人のハンディキャップの存在に気づかなかったからである。

このころからアキオは学校に行ったり行かなかったりを繰り返すようになった。小学校六年生になると、小学校低学年のころの学校でのいじめのフラッシュバックが頻発するようになった。おそらく中学校への進学の前にアキオはそこでまた激しいいじめを受けるのではないかと非常に不安を覚え、それがきっかけで悪化を生じたのではないかと思う。

何かをするときに三〇数えるとか、手洗いを繰り返すといった儀式行為、着替えや入浴の順番に著しくこだわり、それがうまくいかないと何度でもやり直しをおこない、やがてそれらの行動すべてにお母さんの手伝いを要求するようになった。つまりお母さんが巻き込まれた。彼に服薬を勧めたが頑として拒否をするので投薬ができなかった。

しかしそのうちに、学校に行けないだけでなく、家庭での生活自体が困難になってきた。入浴や着替えが間に合わず、さらにトイレでの排泄ができなくなって失禁までするようになった。アキオは儀式行為にお母さんの手伝いを求めつづけ、うまくいかないと暴れることも生じた。

徐々に毎日の生活全般に、お母さんの全面的介助が必要なまでにエスカレートした。このため、お母さんのうつ病が非常に悪化してしまい、対応ができなくなった。このままでは一家心中という状況に陥って、ここでアキオは説得をされ、しぶしぶ入院をすることになった。

二つのことが一度にできない

アキオには服薬が絶対必要と説明し、また日常生活を自分でおこなうことを約束させた。最初のうち、服薬したふりをして吐き出すなどということがあったが、私が必ず服薬確認をおこなうようにしたところ、数日であっさりあきらめ、服薬はきちんとできるようになった。それによって、入院して数週間のうちに、確認をしなくては動けない儀式行為は収まった。

アキオは病棟から隣の学校に通うようになった。そうして「自分のことは自分でする」という原則で生活をしてみて明らかになったのは次の二つである。

アキオには強迫以前のくるくる回る自己刺激行動、日常での儀式行為など、実にたくさんの、どちらかというと幼児期の自閉症にみられる特徴的な行動が認められ、今さらながら、なぜこれまで気づかれなかったのかと首を捻ったこと。

もう一つは、これまた強迫以前の、身辺自立レベルの基本的な生活スキルにおいて著しい欠落があり、確認儀式を繰り返す以前に、そもそも身辺の課題の一部ができていなかったこと。

後者に関しては、とくに二つのことが一度にできないという自閉症スペクトラム独特の問題が重なり、何かに気を取られていると、靴の紐を結ぶとか、時間を見て自らトイレに行くといったことまでおろそかになってしまうのである。この点に関しては、毎日の生活のこと細かな生活チェック表を作成し、毎日、毎時間の指導が必要であった。ベテランの看護師さんがキレつつも細やかな指導をしてくれて、このような学校以前の問題についても、入院して数ヵ月後には徐々にできるようになった。こうしてアキオは約四ヵ月間の入院治療のあと、無事に自宅へ退院することができた。退院後は、地元の学校の特別支援クラスに元気に通っている。

アキオは知的にはまったく問題がないので、一年後に会ったとき、自らの入院治療を振り返り「入院が遅れていたら、私は社会的な欠落者になっていましたね」と人ごとのように述べたものである。

これまでの症例のなかで、親の側に「うつ」が多いことに気づかれた方もいるのではないかと思う。そうなのだ。凸凹レベルの人を含めた自閉症スペクトラムの成人の全体に、うつ病が非常に多いのである。うつ病とそれから統合失調症というもっとも大きな問題について、次章で取り上げる。

第八章　発達障害と精神科疾患　その2

(5) うつ病と双極性障害

自閉症スペクトラム障害のなかで、もっとも頻度が高い併存症がうつ病である。あらかじめ念のために述べるが、うつ病の多くが発達障害というのではない。

うつ病の簡略な説明をおこなう。

中心症状は、抑うつと制止である。意欲がなくなり、性欲なども著しく減退し、すべてのことに興味をもてなくなる。典型的にはテレビを見たり、新聞を開いてニュースを読んだりする気力がなくなってしまう。また喜びの気持ちが湧かなくなる。さらに疲れやすく、思考力や集中力が落ちて、自分の価値がなくなったと感じられる。

実際にすっと行動ができなくなり、何をするにも時間がかかるようになる。やがて、繰り返し死にたいと感じるに至る。うつ病では不眠が生じるが、もっとも特徴的な不眠のパターンは朝早く目が覚めてしまうという早朝覚醒のパターーンである。そして朝のうちがとても不調で、昼ごろから少し元気になり、夜には軽くなるが、次の日は、また不調な朝を迎えるという、夕方寛解《かんかい》と呼ばれる気分の推移がある。

うつ病は喩えてみれば、こころの電池切れである。よくある誤解として気分を変えれば何とかなるのではというものがある。うつ病に陥って元気のない人に、気分転換に遊びに行くことや、旅行に行くことをしきりに勧める人がいるが、典型的なうつ病の場合、これらの余暇活動にしても少し考えてみれば分かるように、全てエネルギーを要する、つまりこころの電池を使うことになるので、よけい疲れてしまい、悪化を招くことになるのである。これまで、うつ病の治療方法としては充電装置に当たる抗うつ薬の服薬をしながら、じっとエネルギーが上がるのを待つということが最良の対応とされてきた。

もともときまじめな、責任感の強い人がなりやすいといわれ、日本人にはとても多い精神科疾患であった。さらに最近になって、うつ病は今や国民病ともいわれるほど、広がりを見せるようになった。受診している人だけで一〇〇万人を超えている。

このような広がりにともないしきりにいわれるようになったのが、うつ病の臨床像の変化である。つまり以前から知られていたまじめな（?）うつ病がどうも減ったのではないかというのである。うつ病の場合、これまでは先に述べたように、遊ぶことも仕事もできなくなってしまうのが一般的であったのだが、最近、仕事はダメだが遊びなら全然ＯＫ！という勝手なうつ病が増えてきたというのである。

気分障害

さらにうつ病には、昔から知られている別のパターンの病気がある。それは抑うつの時期と躁の時期とを繰り返すので、躁うつ病と呼ばれてきたタイプである。躁状態とは、うつ病の真逆である。うつ病が自分の無価値で凝り固まるのに対し、その正反対に、自分はものすごい大物、天才と感じられるようになる。活動や意欲や、それから性欲までも著しく上がる。頭のなかにさまざまなアイデアが次々と浮かびつづけ、眠れなくなる。おしゃべりを止められなくなり、動き回ってしまう。

この状態はさらに進むと、ちょっとした刺激にすぐに過剰に興奮するようになり、いらいらし、喧嘩を繰り返すといったことも生じるに至る。この躁状態は周期的に生じることが多い。躁状態だけが単独で来ることもあるが、多くの場合には、躁状態とうつ状態とが交代で起きる。ただし人によっては、抑うつがごくわずかだけの期間生じ、それから躁状態が延々と続くという人もいれば、その逆に、普段はうつ状態なのに、ときどき躁状態にひっくり返り、その期間だけ、すごく元気に活動をするというパターンを示す人もいる。

この躁うつ病を、現在の正式な呼び方で双極性障害という。躁状態がはっきりしているタイプを双極Ⅰ型、抑うつのなかに軽い躁状態の症状が挿入されるタイプを双極Ⅱ型と呼ぶ。

もう一つ、延々と抑うつ的な気分がだらだらと続くという困った病気がある。死にたいなどといった危ない状態には陥りにくいが、社会的な機能は長い期間にわたって損なわれることになる。これは、気分変調性障害と呼ばれているうつ病の一種である。

これらうつ病グループ全体を気分障害と呼ぶ。気分の上がり下がりが基盤にあるからである。自閉症の上位概念が自閉症スペクトラム障害であるのと同様、気分障害は、うつ病や躁うつ病の上位概念である。

さて、気分障害は自閉症スペクトラム障害に認められるもっとも多い併存症である。六〇三名のうち気分障害の併存をもつ者はその二割を占める。しかも成人年齢のなんと五二パーセントと過半数に気分障害の併存が認められた。われわれの調査では、年齢が上がるにつれて気分障害の併存する割合が高くなることが示された。さらに自閉症スペクトラム障害の近親者に、自閉症スペクトラム障害ではない成人においても、非常にうつ病が多いのである。

少し専門的な付け加えをおこなえば、これは気分障害と自閉症スペクトラム障害とが内的な関連があることを示唆する。その内的関連とは、実はセロトニン系の神経系の脆弱性《ぜいじゃくせい》である。セロトニン系の神経系とは、興奮をなだめるときに働く抑制系の神経である。これがうつ病においても機能が下がり、また自閉症圏の発達障害でも機能低下が認められているのである。

軽いうつ病の一例

最初に単純なうつ病だけが認められた症例を紹介する。

ミサキは、もともと子どもたちが全員自閉症スペクトラム障害で、筆者がフォローをしていた。ミサキは幼児期から対人関係は苦手で、場の雰囲気を読むことができず、友人は少なく、孤立をしていた。臭いの過敏性が今もある。両親からもあまりかわいがられたという記憶がないという。小学校年代にいじめを受けた。高校卒業後仕事に就き、職場で知り合った男性と結婚した。彼女は片づけが極端に苦手である。ちなみに夫も、アスペ系の人である。

気分の落ち込みは、以前からあったという。ところが三二歳を過ぎたあたりから気分の落ち込みが激しくなることがときどき生じるようになった。三五歳、涙が止まらなくなったということで、相談を受けて、直ちにミサキのカルテを作成した。

きっかけとしてはとくに思い当たることはないという。強いていえば、末子が小学校入学したことが一つの契機のようであった。これがなぜうつの引き金になるのか説明が難しいが、このようなうつ病の始まり方を臨床的にはよく経験する。

自閉症スペクトラム障害とうつ病と診断し、抗うつ薬の最低量のわずか一錠を処方した。具体的にいうと、フルボキサミンという非常に一般的な選択的セロトニン再取り込み阻害剤（ＳＳＲＩ）と呼ばれる抗うつ薬である。抑うつは速やかに軽快し、服薬二ヵ月で半錠に減らし、一年間の服薬で中止にした。その後、子どもたちの学校でのいじめ、夫の病気などさまざまな問題が次々に生じたが、服薬なしで問題なく生活を送っている。

ちなみに子どもの一人は、不登校になった折に、抑うつがみられたので、抗うつ薬の服用をしてもらったところ、今度は気分が上がってしまうという症状が生じた。こちらも、いまは服薬なしでとくに問題なく生活を送っている。

もっとも多いのは、こんなどちらかといえば軽いうつ病である。ここで注意しなくてはいけないのは、一般的なうつ病の場合よりもごくごく少量の服薬で十分に有効なことが多いことである。ミサキも下手に大量の服薬をしたら、このあと述べる躁状態になった可能性は、息子にその症状があるので、十分に考えられる。

双極性障害の背後に虐待経験が

うつ病だけが生じるのであれば抗うつ薬を用いればよいのであるが、問題はミサキの息子の場合のように、それから序章の父ケンジのように、双極性障害もときどき認められることである。ケンジが精神科受診のあと、むしろ悪化したのは、躁状態の見落としのためであると思う。抗うつ薬だけが出されたため、躁状態がむしろ悪化してしまったのだ。

自閉症スペクトラム障害にみられる気分障害に双極性障害が少なくないことは金沢大学の棟居によって指摘された。筆者の経験でも、双極性障害は少なからず認められる。しかしその大多数が、双極Ⅱ型であった。具体的な数字を示す。一二一名の成人自閉症スペクトラム障害のうち、気分変調性障害のレベルの者が一四名、二七名が大うつ病、二一名が双極性障害で、うち双極Ⅰ型と診断される者は四名のみであった。

この病像の変化は何に起因するのだろうか。双極性障害は素因がとても強い問題であることが知られている。一卵性双生児の一致率（つまり同じ遺伝子をもつ双子の一方が躁うつ病だったとき、もう一方も同じ躁うつ病になる可能性）は、七割に達する。その親のどちらかに、気分の極端な上がり下がりがあったという人が多いのであるが、それ以外の要因もどうもあるのではないかと考えられる。

一つは年齢である。平均年齢を見ると、抑うつなし二一歳、気分変調性障害二六歳、うつ病三七歳、双極性障害三四歳と統計学的に有意に、年齢が上がるにつれ気分変調性障害から、うつ病もしくは双極性障害に発展するという傾向が認められた。

さらに双極性障害において、年齢的な要因以外の問題が絡んでいるのではないかと推察される。臨床的には、児童期から双極Ⅰ型を示す自閉症スペクトラム障害は、重度の知的障害をともなう自閉症に比較的多く認められ、一方、児童期から双極性障害を示す高機能自閉症スペクトラム障害は散見されるが、その大多数が双極Ⅱ型あるいはさらに非定型的な気分の上下に属する。

数多くの症例を診るうちに、双極性障害を呈した成人の自閉症スペクトラム障害症例において、子ども虐待の既往が少なからずあることに筆者は気づいた。幼児期や学童期の状況が分からないものが含まれているが、双極性障害を示した二一名について見ると、少なくとも一三名において子ども虐待と判断される幼児期から学童期の状況があった。

父と子の並行治療

成人の症例を紹介する。三六歳のトオルである。

もともとは六歳の息子が暴力的という訴えで受診し自閉症スペクトラム障害の診断で筆者が治療を始めた。その治療の過程で、父親（つまりトオル）の状況についてしばしば相談を受けるようになった。

トオルは子どもたちへの暴力があり、子どもが泣くとよけいに興奮して暴力が止まらなくなった。奥さんとの激しい喧嘩も続いていた。家庭だけならまだしも、会社ではトオルは被害的になりやすく、協調性のない行動が多く、すぐに口論になることが問題になっていて、この時期に実は、彼自身がクビ寸前になっていた。

会社の顧問の精神科クリニックを受診するように勧められ、そこで統合失調症という診断を受けた。しかし家族から聞く限り、統合失調症を疑わせるエピソードは乏しく、「もうだめだ、自分は終わりだ」と述べる時期と、すごく興奮して「俺は絶対だ、皆俺の言うことを聞け」と居丈高になる時期が繰り返されており、どうみても躁うつ病状態である。

また幼児期の話を聞くと、もともと孤立が多く、幼児期から興味をもつ範囲が狭かった。つまりトオル自身が自閉症スペクトラムにもともと属する人であることが強く疑われた。そこでカルテをこちらに移し、並行治療を始めた。

トラウマ治療で回復へ

カルテを作って、あらためて生育歴を聞いた結果、トオルは幼児期から青年期まで、母親からの激しい身体的、心理的虐待を受けて育ったことが分かった。学校では優秀な成績を上げていたが、学業を終えたあと、家を飛び出すように家庭を離れ、ふるさとから遠方の地で結婚をしたのだった。

先に述べたようにトオルは著しい気分の上下を抱えていた。そこでトラウマ治療と気分の安定のための薬物療法を開始した。

母親からの暴力は、幼児のトオルが母親に、馬乗りになって殴られる、背中をベルトで叩かれる、投げ捨てられて怪我をするなど非常に激しいもので、しばしば母親が疲れて動けなくなるまで暴力が続いたという。さらに、「おまえを産まなければ父親と別れられた」「おまえのすべてが嫌いだ」「おまえのせいで皆が不幸になった」といった激しい心理的虐待も認められた。

このトラウマ処理の詳細は省くが、経過中にフラッシュバックが頻発し、その一部は幻聴のようになり、統合失調症の誤診はそのためであったかと推察された。計六回のEMDRセッションでトラウマ処理を終了した。

すると以前より気分の上下サイクルが分かりやすい双極性障害が前面に出るようになった。これはきっと、フラッシュバックが引き金になって、気分の変動が引き起こされていたためではないかと思う。薬物療法を組み合わせ、気分の上下は完全には止まらなかったが非常に軽くなった。

もともと優秀な人である。会社でも注目される大活躍をするようになり、一方家庭では良いお父さんになろうと努力もするようになり、トオルの社会的な能力は非常に改善された。

トオルは、これまで発達障害に関して診断を受けたことはなかった。しかし詳細に生育歴をたどると、紹介したように特徴的な所見がいくつか認められた。少なくとも発達凸凹に属する自閉症スペクトラムの成人である。気分障害に関して、トオルは双極I型と考えられる。

一方、序章で紹介したケンジにおいても気分の激しい上下が認められたが、ケンジはもともと双極II型ではないかと考えられる。最初から躁状態のエピソードがあれば、受診をした精神科医がそれに気づいたはずだからである。

気分変動の原因を探る

ではなぜ子ども虐待がこのような気分の変動に結びつくのか。正直に言うと筆者はその理由を明確に説明できない。

あくまで推論であるが、第二章で述べたように自閉症スペクトラム障害において、扁桃体やセロトニン系など感情や気分の調整を司る機能の弱さが指摘されてきた。それに慢性のトラウマという強烈な揺さぶりが掛け算になるのである。

もともとの気分変動の基盤に、虐待体験という強烈な脳への慢性的刺激に晒された個体において、海馬《かいば》、扁桃体、帯状回《たいじょうかい》などの記憶や感情の中枢に異常が生じ、その一部は不安定な気分変動の臨床像を取ると考えれば、自閉症スペクトラム障害に加えて被虐待の既往があるものに、双極性障害類似の病態が生じやすいことは頷《うなず》けることである。

また若年から双極性障害の臨床像を呈する自閉症スペクトラム障害が、知的障害をともなった自閉症において比較的多く認められる理由も、彼らが生物学的な感情調整の不調だけでなく、知覚過敏や愛着の障害といった、トラウマに晒されつづけるのと同じ構造と考えられる世界に生きていると捉えれば了解できることである。みてきたような嘘といわれればそれまでであるが。

ただし保留が必要である。性的虐待など重症の被虐待体験を有する成人において、複雑性トラウマという重症な後遺症が生じることは先に述べた。このときに、しばしば認められる感情の抑圧と噴出は、臨床的には極端な気分変動として現れ、非定型的な双極性障害類似の状態として誤診されることが少なくない。

重症気分調整障害

この原型となる症状を見ると、とくに学童期の子ども虐待の子どもたちに普遍的に認められる、多動および気分の高揚ではないかと考えられる。これは解離を背後にもつ気分の上下である。実は、最近になってこの問題に命名がなされるようになった。重症気分調整障害と呼ばれる児童の気分の上下を示すグループである。

双極性障害によく似た気分の上下があるが、病態としては当然ながら双極性障害よりもむしろ複雑性トラウマに近縁がある。筆者の経験でも、成人の高機能自閉症スペクトラム障害（凸凹）に認められる双極性障害は、一般的な双極性障害に比べ、気分調整薬の服用だけでは気分の上下がコントロールできないことがとても多くて、厳密には双極性障害とは別なのかもしれないと思う。

このように非常に複雑な論議にならざるをえないが、臨床的には逆に、従来、双極性障害と診断をされたなかに、凸凹レベルを含む自閉症スペクトラム障害の既往をもつ患者と、複雑性トラウマのレベルの患者が、ともに含まれているということを示唆する。

これまで精神医学は、患者の発達歴を丹念にたどるという習慣をもたなかった。もしそのことに気づかないと、トオルのような誤診が生じることになる。繰り返しになるが、自閉症スペクトラム障害は凸凹レベルまで含め、その家族にうつ病は多い。逆は真ではなく、うつ病であるからといってもちろん自閉症スペクトラム障害ということではない。だが、うつ病の治療に難航するような場合には、背後に発達障害や発達凸凹が隠れているかもしれないと疑ってみることは有益である。

(6) 統合失調症との鑑別

さらに大きな問題が、統合失調症診断における発達障害の見落としという問題である。

まず統合失調症について最低限のみの解説をしておきたい。ここで統合失調症の全体像を提示するのは不可能である。統合失調症こそ、何といっても精神医学の中心でありつづけた病態である。

そもそも近代精神医学は、一八八六年にクレペリンがこの統合失調症と躁うつ病とを分けたところから始まっている。ところが調べてみると意外な事実に突き当たる。彼は統合失調症を、早発性痴呆と命名した、これにはわけがあって、クレペリンは統合失調症の一割弱に精神遅滞がみられることに注目し、奇異な行動や常同症を示す重度の精神遅滞を早発性痴呆の早期例と考えて命名したのである。

今日からみれば、知的障害が重いほど、自閉症スペクトラム障害の併存は高率となるので、この奇異な行動や常同症とはおそらく自閉症の併存と読み替えることができる。そうしてみると、統合失調症はその最初から、自閉症スペクトラム障害の問題が気づかれずに絡んでいたことになる。

統合失調症の中心症状を抽出してみる。

・妄想：訂正ができないあり得ない事柄への確信（たとえば「自分が空気を作っていて世界を救っている」と信じているなど）。

・幻聴：自分の行動にチェックをしつづける声や人が自分のことについて噂しあっている声が聞こえつづける（たとえば「またそんなバカなことをしているのか」「やっぱりあの人は悪趣味だね」など、これは外から聞こえるのであるが、内言語の外在化によって生じることが分かっている）。

・自我境界の障害：自分が人に操られていて人に支配されているなど。自分と人との境界が不鮮明になってしまう。

・思考障害：人に考えを吹き込まれた、あるいは自分の考えを抜き取られたなど。

・会話の解体：会話が支離滅裂になって、場合によっては言葉自体が単語の無関係な羅列になり、意味をなさなくなってしまう。

・緊張病症状：緊張して体が硬くなり動けなくなる、一切への拒絶、わざと正反対の言動をおこなうあまのじゃく反応、奇妙なしかめ顔、奇異な服装など。

・陰性症状：思考や活動、感情自体が平板になり、情動全体が乏しくなってしまう。

子どもの統合失調症

始まり方としては、はっきりとした境目に気づかれないうちに、いつの間にか何もしなくなり、ぼうっとなって感情も思考も意欲もなくなって会話にもまとまりがなくなる解体型と呼ばれるタイプと、急激な興奮で始まり衝動的な行動に引きつづき緊張して混迷（意識も知覚も保たれているが、意志発動がまったくできなくなる状態）に陥る緊張型というタイプと、幻覚と妄想が前面に出る妄想型に分けられている。

この統合失調症の経過は、一九五〇年代に抗精神病薬が見出され治療が開始されるまで、徐々に悪化をたどる進行性と考えられていた。すなわち青年期に始まり、何度かの急性増悪期を経て、思考障害や会話の解体が進み、ついには荒廃状態に陥ってしまうと考えられてきた。

この最初のクレペリンのテキストに、統合失調症の三・五パーセントが一〇歳前に生じると記載されていた。先に述べたクレペリンの考え方の影響もあって、二〇世紀に入ると、統合失調症の子ども版を想定した報告が相次ぐようになる。統合失調症の解明のためには、子どもの統合失調症を見出すことが必要と考えられたからである。

一九一一年には、ブロイラーによる統合失調症概念が登場した。ここで再び、その五パーセントは子どものうちに症状が現れると述べられた。一九四三年のレオ・カナーによる自閉症の報告も、この統合失調症の子ども版を探すなかで登場したことをご存じだろうか。そもそも「自閉」という用語は、周囲への関心をなくしてしまった陰性症状の一つであり、もともとは統合失調症の部分的な症状を表す語彙であったのだ。詳細な検討は避けるが、カナーが少なくとも一時期、自閉症に統合失調症の子ども版をみていたことには疑いがない。ついでにいえば、アスペルガーは自分の報告した症例に、子どもの性格の偏り（シゾイド）をみていたのである。

自閉症と統合失調症

最初の成り立ちから絡みあっているのだから、自閉症スペクトラム障害と統合失調症との関連について、長い論争が生じたことはやむをえないであろう。

自閉症は、その研究の当初においては、しばしば子どもの統合失調症と同一と考えられていた。しかしその後、自閉症が発達障害であることが明らかになる。一九七〇年代に至り、コルビンらの精緻な比較研究がおこなわれ、自閉症と子どもの統合失調症とが、明確に異なった病態であることが示された。一方で、かつて自閉症と診断を受け、青年期・成人期に至って統合失調症の病像を呈するようになった症例の報告が、少数例ながら積み重ねられていった。つまり自閉症から統合失調症へ移行する症例が、ごく少数存在するらしいことが分かった。しかし、その割合は非常に少なく、またコミュニケーション障害を抱える自閉症に診断を下す際の制約もあるために、診断が可能な症例自体、知的な遅れのないグループに限られた。また統合失調症といっても定型的なグループではなく、さまざまな臨床像の変化から統合失調症ではないかという推察が可能というレベルの症例が多かったのも事実である。

一九八〇年代後半に至り、今度は子どもの統合失調症症例の既往を調べると、自閉症類似の病態が少なからず認められるという指摘がなされるようになった。子どもの統合失調症研究において、統合失調症と診断を受ける子どもたちのなかに自閉症類似のコミュニケーションや社会性の障害をもつ一群があることについて、複数の研究者が報告をしている。しかし、明確な自閉症の診断基準を満たすものはごく稀で、つまり非定型的な自閉症スペクトラム障害が多いことが指摘されていた。またこれらの報告において、肝心な子どもの統合失調症の診断基準のほうが不明確な部分があった。つまりどういうことかというと、統合失調症と診断されているなかに、子どものシゾイドや場合によっては自閉症スペクトラム障害の混入が否定できないのである。

解離症状と統合失調症

さらにもう一つ混入する可能性があるグループが存在する。子ども虐待の症例である。子ども虐待の後遺症としての反応性愛着障害の、なかでも重症のグループが臨床的には自閉症、とくに知的な遅れのないグループときわめて鑑別が困難な病態を呈することがある。このような児童において、後年に解離性障害に発展し、解離性幻覚が生じることは十分に想定される。きわめて不良な家庭状況に育ち、自閉症類似の症状を呈し、その後に児童統合失調症の病態を示す児童のなかに、このような重症の反応性愛着障害を基盤にもつ児童がいてもおかしくない。

さらに、そもそも被虐待児によくみられる解離性の幻覚は、統合失調症と誤診される場合があることは、先のトオルの例で示したとおりである。

一九九〇年代になって、国際的に軽症の自閉症スペクトラム障害の存在が認められるにしたがい、知的な遅れのない自閉症スペクトラム障害と統合失調症との関連についての議論は再燃した。とくにアスペルガー症候群において、統合失調症もしくは統合失調症類似の病態がときとしてみられることは、最初から指摘されてきた。ウィングのアスペルガー症候群に関する最初の論文では、一八人のうち統合失調症様の症状を呈した一名が存在した。またソトマリによる一六人の高機能者の調査では、妄想が二名に、幻覚が三名に認められた。タンタムは八五人のアスペルガー症候群成人のうち、三人が統合失調症と診断され、別の四人にも幻覚が認められたと報告している。

有名なドナ・ウィリアムズの自伝においても、彼女が一時幻覚をもっていたことが語られている。これはしかし、今から振り返ると大多数は発達障害の存在を見逃していたために起きた単純な誤診である。それからドナ・ウィリアムズの場合は、きちんとした（？）

虐待があって、念のいったことに多重人格まであるので、彼女の幻覚がそのまま統合失調症を示すものではない。

自閉症スペクトラム障害を統合失調症と誤診？

そもそも、自閉症スペクトラム障害は幼児期から対人関係の障害があり、独自の社会性の障害をもっている。また、ファンタジーへの没頭が、小学校年代から青年期にかけてみられる。これは外から見ると、ぶつぶつ独り言を言ったり、一人で笑い出したりするので統合失調症の幻聴や妄想としばしば間違えられることになる。

さらに、現実に激しいいじめや迫害を集団教育のなかでしばしば受けており、さらに子ども虐待まであった場合には、他者に対して被害的になってときに妄想に近い状況に陥ることも少なくない。このような状態で、青年期に至って自閉症スペクトラム障害の青年が、他者の心理に対して被害的・妄想的な読みまちがいをすることは、実際に臨床で経験をする。

統合失調症の基本症状にある「会話の解体」であるが、もともとコミュニケーションに障害をもつ自閉症スペクトラム障害において、青年期に至っても解体した会話によく似た非常に断片的なやりとりしかできないものも存在する。しかし、当然ながらこれは青年期に至って初めて現われたものではない。

また「緊張病症候群」として知られる、拒絶、ひねくれ、しかめ顔などを示す自閉症スペクトラム障害も稀ではない。これも一般的には青年期から突然に現れるものではなく、またその一部（たとえば、しかめ顔）はチックとしてとらえることが可能である。

思考や活動、感情自体が平板になる「陰性症状」については、自閉症スペクトラム障害では、生育歴の途中から急にこの問題を生じるものは少ない。だが、幼児期からの確認をおこなわないで青年期の彼らに接したときに、不適切な感情表現、あるいは感情の平板化と誤診される可能性は否定できない。カテゴリー診断学を機械的に用いた場合、自閉症スペクトラム障害を知らなければ、統合失調症と診断を受けることは十分にあり得ることである。

こうしてみると、むしろ逆に統合失調症をこれまで発達障害の視点で検討してこなかったことこそが大きな問題なのである。統合失調症と診断をされてきた青年のなかに、これまでも自閉症スペクトラム障害が少なからず混入していると考えるべきではないか。

アンネ・ラウのケース

筆者は統合失調症という病態が存在することに疑いをもっているわけではないし、統合失調症診断を全て発達障害と考えているわけではない。われわれ子どものこころの臨床医は、統合失調症に関しても、その非常に早い段階から継続して診療をおこなうという経験は珍しくない。この人たちは、明らかに自閉症スペクトラム障害とは異なったグループである。経過にしても、継続的な診察が可能であったグループでは、少量の抗精神病薬でそのまま悪化をせずに維持ができている。だが一方で、治療が中断したあとに、明確な病態の悪化や人格レベルの低下を認めた場合も少なからずあった。

くり返しになるが、これまで精神医学は、発達障害、そしてトラウマの存在を念頭においていなかったので、併存症として生じた統合失調症と紛らわしい状態に対して、きちんと分けることができていなかった。

有名な例がある。病気という自覚があるが、妄想や幻覚などのはっきりした症状が乏しいという特殊な統合失調症を、むしろ統合失調症の中心と考え、ブランケンブルクという学者が一九七〇年代に記した『自明性の喪失』(木村敏ほか共訳、みすず書房)という名著がある。ここに取り上げられたアンネ・ラウという女性の症例は、成人統合失調症の記述症例のなかで幼児期の様子がある程度記載されている。

詳細に書くことは避けるが、アンネには言語の遅れがあり、幼児期には物静かで、ほとんど楽しそうな顔をせず、同じ年頃の子どもたちとも遊ばなかった。彼女はさらに父親からひどい身体的虐待を受けている。学校時代、友人はなくいつも孤立していて、中学校では「生き字引」とあだ名を付けられていた。自分は他の女の子とは違うという感じを抱き、週刊誌を読んで世の中を知ろうとしたなど、いずれも自閉症スペクトラム障害としてもしばしば認められるエピソードが並んでいるのである。

アンネ・ラウは自閉症スペクトラム障害であろうか。詳細な症例報告ではあるが、それを肯定できるだけの十分な臨床的な資料がないと言わざるをえない。何よりもその視点で情報を集めてはいないからである。もしその可能性があれば治療的に別の対応が可能であったであろうか。われわれが知りうるのは、一般的な統合失調症への治療がほとんどこの症例に無効であったということだけである。

中学生シンヤの女性憎悪

筆者が経験した例を紹介する。

一三歳で精神病様状態に陥り、緊急介入をしたシンヤである。

彼は四歳にて、自閉症と診断された。その後は良好な発達を示し、通常学級に進学したが、家族の発達障害に関する理解はかなり不徹底であった。

彼は中学校も通常クラスに進学したが、つきまとうようにして彼をいじめる少年が現れた。そのいじめっ子の少年が好きな女子生徒の家に、写真を撮りにいく手伝いを強要された。彼は自分がストーカー行為をしてしまったと、強く後悔し、しばらくすると、いじめっ子の声がいつも聞こえると訴えるようになり、また写真や教科書の少年の写真がすべてそのいじめっ子の少年の顔に見えるというようになった。もともと学校生活での適応は不良であったが、このために通学ができなくなった。

この状態で最初に受診した精神科医は、統合失調症と診断をして薬物療法を開始したが、それによってシンヤは寝たきりの状態になり、筆者のもとを訪れた。学校と連絡をとり少量のSSRIを服用させたところ、この幻覚様の体験自体は二ヵ月間程度で収まった。つまり幻覚という症状ではあったが、内実はフラッシュバックなのである。

ところがその後、治療者にはまったく予想外の、すべての女性への憎悪へと転じた。若い女性を見ただけでストーカーに思われると言い、「自分はいままで女にいじめられることが多かった。女性がいるからよくない」と言い出した。これは困ったことに本当であったのだ。

さらにこのころから彼は、ファンタジーのなかで架空世界をつくりはじめた。架空の平野に町をつくり、町にさまざまな名所をつくり、彼の長年の趣味である鉄道を敷き、学校をつくり、その世界では彼は小学校三年生で、多くの友人に囲まれ人気者であるという。

やがて彼は、女性は抹殺されればよいと言いはじめ、殺人事件などで女性が被害に遭うと、「よかった」とまで言うようになった。

そこで、彼に対して自閉症スペクトラム障害の告知をやり直した。発達の凸凹があったこと、他者の気持ちを汲むのが苦手で、さまざまな誤解もあり、いじめも起きたこと。でも凸凹はマイナスだけではないことなど。するとその後、彼の女性への敵意は急速に薄れていった。

このシンヤの場合は、幻覚といってもフラッシュバックであることがみえみえで、明らかに統合失調症とは隔絶した病態であることが明らかである。

フォローアップで分かったこと

筆者は、継続的なフォローアップをおこなってきた六〇三名の知的な遅れのない自閉症スペクトラム障害のなかで、統合失調症の診断基準を満たす患者を調べてみた。そのような症例は全部で二六名であった。共通する問題はとくに見あたらず、知的能力もさまざまであるが、少なくとも精神病様症状を呈していたときの適応状況はとても不良であった。統合失調症の診断基準となる症状について見ると、二六名全員が少なくとも被害念慮を示した。しかし、なんと一八名に何らかの子ども虐待の既往がある、また学校でのいじめもあるなど、現実的な迫害体験を全員が経験していた。幻聴様の訴えは二六名全員に認められた。しかし、うち二一名ではタイムスリップ現象によるフラッシュバックとしてとらえることが可能な内容であった。

統合失調症性の幻覚や妄想は、統合失調症独自の構造をもつことが知られている。妄想知覚や幻覚に先立つ、周りの世界が何やら変という、変容感（アポフェニーとよばれる）の有無について、機械的に評価をおこなってみると、六例を除き少なくともいくらかは存在していた。ただし、その程度は「周りがざわざわする」、あるいは「周りの雰囲気が変に感じられる」といったレベルであり、自分を中心に世界がまわりはじめたという段階に至ったものは皆無であった。

ちなみにこの六例は自閉症スペクトラム障害に加えて非常に激しい虐待を受けており、気分の変動が著しく、幻覚は認められるものの、むしろ先に述べた重度気分調整障害に属する。

二六名のうち四名は、強迫症状の増悪にともない、日常生活レベルの行動が急に困難になり、思考のまとまりの困難がみられ、思考途絶様の行動が認められた。また一名は、中学生の途中から被害妄想が急激に著しくなった。これらの症状に付随して日常生活の著しい退行が認められた。この五症例については、日常生活自体に大きな介助を要するなど、

	統合失調症	自閉症スペクトラム障害
幻覚	大多数は幻聴のみ、周囲の変容感を伴う	大多数はフラッシュバック、幻視様訴えを伴うことも多い
幻覚の時間的経過	長時間継続する	一瞬であることが多い
幻覚の内容	内言語の外在化	実際に過去にあったことのフラッシュバック
抗精神病薬への反応	早期であれば良好	抗精神病薬に対して難治性（SSRIが有効だが、下記の気分変動併存の場合は禁忌）
双極性障害の併存	一般的には稀	よく見ると気分の上下がしばしば併存する
解離の併存	一般的には稀	よく見るとしばしばスイッチングが認められる
子ども虐待の既往	一般的には稀	しばしば認められる
幼児期から学童期の対人関係	おとなしい目立たない子であったものが多い	しばしば集団困難、興味の限局、孤立、迫害体験などが認められる
コミュニケーションのあり方	会話の方が筆記よりも困難が少ない	しばしば筆記の方が会話よりもスムーズ
こだわり・強迫	初期には一般的には稀だが、強迫で始まる場合もある	生涯を通じて様々なこだわりや思い込みを抱える
発達障害診断の親族の存在	稀	非常に多い

表7　統合失調症と自閉症スペクトラム障害の症状の鑑別点

社会的な適応がある時点から急に不良な状況となっており、他とはある程度、異なった状態が生じたのではないかと最初のうち筆者は考えていた。つまりこのグループだけは、統合失調症を発症したのかと最初は思っていたのである。

ところが、その後のフォローアップをおこなってみると、一例を除き、比較的短時間でこのような状況から改善しており、いわゆる人格の変化といわれる状態を呈したのは、実にその一名のみであった。そしてその一例にしてもフォローアップしていくなかで、デイケアに参加するようになってから急速な改善が認められ、一般的な統合失調症とはどうやら異なる経過をたどったのである。

表7に統合失調症の症状と自閉症スペクトラム障害の示す症状とを対比させ、鑑別点をまとめた。こうして比較をしてみると、機械的に診断基準を用いた場合、発達障害の可能性を念頭に置いていなければ、安易に統合失調症と診断を受けることは十分にあり得ることにむしろ気づく。繰り返すが、これまで統合失調症を発達障害の視点で検討してこなかったことこそが大きな問題なのである。

多重人格のカズオ

もう一例、紹介する。もともとこの症例は、自閉症スペクトラム障害に多重人格の併存がみられた症例として筆者はフォローアップをおこなってきた青年である。

カズオは三歳にて自閉症と診断を受けた。母子通園施設にて療育をスタートし、保育園で言葉が急速に伸びるようになって、通常クラスに入学した。

カズオは、すでに小学校一年生ごろから作文に兄が登場している。ちなみに彼は長男で、兄は存在しない。小学校五年生になると、明確な別の人格、もう一人の僕が出現するようになった。中学校の支援学級に進学したころは、もう一人の僕との間の葛藤がもっとも激しかった時期で、指令を受け、それに対し喧嘩をしたりもしている。

またこのころには、自動書字が頻発した。もう一人の僕から「いじめに遭いたくなかったら、○○は徹底的に無視しろ」といった指示が、自動書字によって書かれていた。特別支援学校高等部に進学したころから、もう一人の僕とカズオとの間に、適切な距離が保てるようになった。

その後、カズオは就職し、問題のない就労を続けていた。そのころには、もう一人の僕は、何かと彼の相談相手になっており、たとえば彼が、高卒の同僚との付き合いに苦労をし、「もう辞めたい」と愚痴るともう一人の僕からは「せっかく大企業に勤めたのだから、もったいないので、頑張れ」と励まされているといったことが報告されていた。

二二歳を過ぎて軽度の抑うつが生じ、SSRIの極少量を断続的に服用した。この状況が軽快したと思われる二三歳を過ぎたころから、唐突に幻聴を訴えるようになった。「自分を操ろうとする奴がいて、自分をおちょくってくる」と言う。一年以上前からときどき、聞こえていたと言う。もう一人の僕ではないのかと尋ねると、明確に否定し、もう一人の僕も「あいつの声に惑わされるな、無視しろ」と励ますそうである。ごく少量の抗精神病薬の服用で、声は遠ざかったが、完全に消えてはいないようである。会社での仕事に関しては、この抑うつの時期も幻聴が生じたあとも、問題なく働けている。

併存症に気づきはじめた

このカズオのケースをどのように考えればよいのであろうか。

彼は抑うつの前後に、中学、高校のころのいじめ体験のフラッシュバックに悩まされた時期があり、数回のEMDRセッションをおこなって軽快を得た。時期的には、幻聴は、その前後から生じていたものと考えられる。筆者が言いたいのは、まだまだ分からないことが多いということだ。

臨床で出会う症例にはさまざまな組み合わせが認められる。ある軽度の知的障害をともなう自閉症のお子さんの母親は、統合失調症と診断されている。しかしこのお母さんは本当に統合失調症なのだろうか。子どもの父親の話では、定型的ではないので、これまでの治療には難航したという。彼女は大量の抗精神病薬を継続的に服用しており、治療の見直しをするとなると、入院治療下でなくてはリスクが高い。このような例を散見するのである。

成人を中心に臨床をおこなってこられた精神科医もこの問題に気づきはじめている。統合失調症と診断をされてきた青年のなかに凸凹レベルまで含めた自閉症スペクトラム障害が少なからず混入していることは疑いない。

この問題に加え、抗精神病薬の大量投与という問題が絡み、今日大きな論議になっている。ピンポイントで薬が効かないので、薬物療法で十分な成果が出ない。すると多剤が用いられ、さらに薬の量が増えて、病態がごちゃごちゃになってしまう。

こういった成人の治療への見直しをおこなっている精神科医に聞くと、発達障害の併存症の見逃しは、非定型的な統合失調症と診断されている患者に少なくなく、統合失調症診断を受けている患者の三割とも、五割とも、七割（！）ともいえる可能性があるという。これは大変なことである。この問題の重さがお分かりいただけるのではないかと思う。

第九章　未診断の発達障害、発達凸凹への対応

「大人の発達障害」になる前に

ここでは、先送りした未診断の大人の発達障害という問題を取り上げ、それに関連する前章までに触れることができなかったいくつかの問題についてまとめておきたい。

未診断の大人の発達障害という問題が混乱する理由は、発達障害と発達凸凹の混同から来ている。繰り返すが、認知の凸凹の存在はマイナスではない。むしろ独創的なところがある人の場合、何らかの凸凹を抱えていることのほうがむしろ普通である。したがって、発達凸凹レベルの場合、基本的には何もしなくてもよい。

ただし、凸凹の程度が激しいのであれば、何か対策をしなくてはいけない。もちろん大人になる前に、教育でその対策がおこなわれていることが本来は必要であろう。認知特性に合わせた適切な教育をおこなったほうが、苦手な些末《さまつ》な問題によって足を引っ張られることなく、より認知の峰を伸ばすことができるし、また社会的な能力も上がるからである。

脱線であるが、発達凸凹について現役の学校の先生から、「個々の子どもの能力を上げることが学校の目的ではない」という意見をもらったことがある。筆者は日本の学校システムはその質において世界に誇りうる優れたものと考えているが、一方で、こんな硬直した教師にもまた事欠かない。それなら学校の目的は何なんだと聞いてみたくなるが、実はこのタイプの教師自身が、発達凸凹を抱えていたりする。

それではこのグループは、社会的に問題がなければ何もないのだろうか。

いくつか気をつけておくべきことはある。キーワードは代償である。つまり凸凹レベルであっても、凸凹レベルであればなおのこと、健常と呼ばれている人々とは異なった戦略で、いわば脳のなかにバイパスを作って、適応を計るということをおこなっている。

このときにしばしば誤学習が入り込み、本人はそれに気づかないといったことが実にしばしば起こる。単純な例を挙げれば、人に評価されるためには目立つのが良いことと、無理をして役職に立候補しまくって、逆に顰蹙《ひんしゅく》を買うといった例である。

本人が普通の生活をしている上で、マイナス面に対する多くの補いを、意識、無意識におこなっているので、どうしても無理がかかりやすい。したがって、正面からこのような谷間の部分を認識することは非常に大切になる。孫子の兵法にもあるではないか、彼を知り己を知れば百戦危うからずと。この場合、難しいのはもちろん己を知ることなのだ。

大人のADHDの一例

さらに、こんな代償を円滑におこなうために、周りの人々に対し意識せず無理を強いていることがよくある。最悪の場合には、子ども虐待の加害側になっていることや、ＤＶの加害側になっていることさえもある。そこまでいってしまうと本人があまり困っていなくとも、やはり治療の対象になってくる。大人のＡＤＨＤの症例を紹介しよう。

初診時三〇歳のワカナである。この方も、もともとは子どもの治療をおこなって、その経過のなかで、親の側の治療が必要になりカルテを作る必要が生じた。ちなみに息子は、チックをともなったＡＤＨＤである。

聞いたことをあとからまとめてみると、ワカナは幼児期から多動で、興味にしたがって突進する傾向があった。一歳を過ぎたころから多動が目立ち、両親の側からすると大変に苦労して育てたという。道路への飛び出しで交通事故になりかけたことがある。

一方ワカナは、両親は多忙で、幼児期に親からの十分な世話を受けなかったと述べる。また出来の良いきょうだいと差別を受けて育ったという。

ワカナは自分の要求が通らないと衝動的に乱暴をすることがあった。小学校高学年ごろから、多動そのものは徐々に落ちついたようだ。しかし「うっかり」が多く、忘れっぽいので、徐々にスケジュールを非常に気にするようになった。

結婚し子どもが生まれた。その子どもは幼児期から多動で、さまざまなトラブルがあり、われわれの外来を受診した。初診のときに、子どもが忘れっぽいのを許せず、ワカナが体罰を繰り返していることが明らかになった。その後も同様の行動が続くので、ワカナ自身の治療をおこなうことを勧めた。

親子関係が改善

治療を始めてみると、ワカナの小学校年代の記憶がごっそりと欠落していることが明らかになった。またワカナのスケジュールへのこだわりは「予定を忘れてしまうので、それを書き出しておくのだけれど、それに沿って生活しないといけないと思い、少しでもスケジュールからずれると怒ってしまう」というものであった。多動な子どもが、ひっきりなしに彼女のスケジュールを乱すので、それに激怒し衝動的な体罰を繰り返していたのである。

ワカナはまた、自分の過去を見るようだと言って、子どものさまざまな失敗や不適応行動に対しても怒りまくり、それも体罰につながっていたのであるから、子どもの側からすれば迷惑至極な話である。

ワカナに対し、生育歴の作り直しをしながら過去のトラウマ処理をおこなった。これは容易な作業ではなかった。ワカナは小学校卒業時に、それまでの写真を全部焼いてしまったのである。ワカナのきょうだいに写真を提供してもらい、それを手がかりに記憶を引き出し、そこから先はＥＭＤＲを用いて想起を計るという作業を続けた。小学校で火遊びからぼやを出し大騒ぎになった件など、さまざまな事件が思い起こされ、徐々に小学校年代の記憶がつながるようになった。また彼女の問題行動に対して、両親と祖父が激しい体罰を加えていたことも明らかになったが、一方ワカナの側も、周囲を故意に怒らせることを繰り返していたことが判明した。この一連の治療によって、子どもに対する虐待的な対応はなくなり、親子関係は大きく改善した。

ワカナの場合はもともとＡＤＨＤという発達障害をもち、それに虐待とまで言わずとも、少なくとも発達障害の存在に気づかれず、ワカナ自身への子育て不全が加わったと考えられる。さらにワカナは、自分のハンディキャップを代償するさまざまな方法を自ら学んでいて、それ自体は有効に働いていたのであったが、それによって子どもの側には被害が生じるようになってしまった。

このように、未診断の発達障害は、一方で別の精神科の病気の誤診につながりやすい。また一方で自分の被虐待、さらに子どもへの加虐待と子ども虐待につながることも稀ではない。これまで取り上げた症例のなかにもいくつも子ども虐待が登場している。発達障害あるいは発達凸凹と、子ども虐待とはさまざまなレベルで絡みあうのである。

大人の発達障害の特徴

では、未診断の発達障害はどのような特徴をもつのだろうか。

筆者がよく聞くこれまで診断を受けたことがなかったという成人の、発達凸凹レベルの人たちに特徴的な問題としては、次のようなものがある。繰り返しになるが、ここでもキーワードは代償である。

1．二つのことが一度にできない

具体的には、電話を聞きながらメモが取れないとか、一つの仕事をしていると、それまでしていた仕事のことをすっかり忘れてしまうとか、仕事の最中に他の用事が入ることを嫌い、時には怒りだすとかいった状況である。これは比較的普遍的な問題なのだと思う。このような作業のときに働くのは、ワーキングメモリという記憶と処理とを一緒におこなうシステムである。テンプル・グランディンは、自分は大容量の記憶装置をもった八ビットマシンだと言った。この喩えは並列作業が困難な状況をとても分かりやすく表していると思う。

2．予定の変更ができない

上記の問題に重なる。急な残業を非常に嫌がり、病気の人が出たから急にカバーしてくれと言われてもなかなか柔軟にうんと言えないなど。この背後には、新しい出来事に対する予定の組み替えがとても苦手というハンディキャップがある。これもまた普遍的な問題である。実行機能として知られる、ゴールを想定して、そこから逆算をして今何をする必要があるのかという組み立てをおこなうことが無意識にはうまくいかない。

この能力に問題があることに意識、無意識に気づいていると、逆に、ずいぶん以前からあらかじめ、綿密な予定表を作りあげるということを繰り返すようになる。すると今度は、その予定表に縛られることになって、新たなトラブルの種になるのは、ワカナの例に見るとおりである。

3．スケジュール管理ができない

逆に上記の実行機能に若干のハンディがあり、しかも決まった予定に沿った仕事ではない仕事に偶然ついてしまったときに、優秀なのに、スケジュール管理に欠落がある人ができあがる。このグループは、しばしばダブルブッキング、さらにトリプルブッキングをしてしまう。すると体外記憶装置が必要になり、多くの場合には手帳、スケジュールノート、などにびっちりと書き込みをおこなう傾向が生じる。

なぜか実行機能の苦手さと、書字障害は一緒に生じる。これは、両方ともいくつかの領域を一緒に働かせる機能なので、一緒にトラブルが起きやすいのではないかと思う。

その結果、自分が書いた予定表が自分で読めないという悲劇が生じる。そしてまたダブルブッキングをする。そこで今度は携帯端末を買い込んで、そこに予定を書き入れる。なぜかこのタイプの人は、ものをよく忘れる。傘をよく置き忘れ、帽子を忘れ、手袋を忘れ、大切な手帳を忘れ、そして携帯端末を置き忘れる。これも一つのことに熱中すると他の処理ができなくなるということを反映しているのだと思う。

かくして、予定がさらに混乱をしてしまう。とても優秀なこの手の人には、しばしば外部記憶装置としての秘書が付き、これでやっとダブルブッキングを防ぐことができるようになる。

4．整理整頓ができない

上記の問題と整理整頓とは、時間と空間の差はあるが、一つのグループなのだと思う。片づける、整理する、分類して的確にしまう、ということが非常に苦手で、周りに置けるだけ置いてしまったりする。ただこのような人でも、映像記憶に優れた人の場合には、写真のように、この散乱した状態を頭のなかに入れていて、ごちゃごちゃのなかから的確に必要なものを探し出すという特殊能力を発揮することもある。

このグループにおける周囲に迷惑なパターンとは、逆に代償的に極度の整理魔が誕生したときである。経験的に自分がものを散らかすことが分かっている。それを克服しようとして、不要なものが少しでもあると混乱してしまう。すると少しでも散らかった状況が自分の能力の欠落のように感じられてしまい、強迫的な片づけを繰り返すようになる。子どもはものを散らかす存在である。すると子どもに怒鳴り散らしたり、また子どもがものを散らかすのを見るだけでいらいらして、自分の部屋に閉じこもり、家人の立ち入り禁止区域を作ったりする。

5．興味の偏りが著しい

自閉症スペクトラムの場合、当然ではあるが、興味のあることとないことの間に著しい落差があって、興味がないことを完全に無視するということが実に多い。逆に興味のあることについては、相手の気持ちにかまわずべらべらと博識を披露したりする。典型は、デートの席で、女の子相手に地球温暖化の要因と氷河期の発生における暗黒星雲仮説についてだけ話をしてふられた、といったエピソードである。恋愛でふられつづけるのも辛いが、困るのは入社試験の面接である。

この代償パターンは何かというと、ハウツー本の信奉者である。女の子との付き合いにおいて「彼女の気持ちをつかむ一〇の言葉」あるいは、入社試験の面接で、「入社面接のコツはこれだ」といった本のとおりに一字一句受け答えをして、さらにふられる、あるいは試験に落ちることを繰り返すのである。

6．細かなことに著しくこだわる

これは優先事項がおのずから分からないというハンディの克服の結果としてしばしば生じるパターンである。その結果、強迫性障害と言わざるをえないレベルまで進むことがあるが、きれい汚いにこだわるなどのよくある強迫性障害と違って、思い込みから来る誤った考え方に固執したり、未来の事象に対してそうなったら困ると心配するあまり、その方向に突っ込むという困った悪循環を生じることがある。

前者の例として、エチオピアの子どもたちは毎日ランニングを続けており、エチオピアはアフリカでもっとも犯罪が少ない国であると聞いて、ランニングが子どもの倫理観を向上させると話を直結させ、全校生徒に毎朝グランドを走ることを義務づけたアスペ系の校長がいた。別にエチオピアの子どもたちは好きで走っているわけではなく、学校が遠距離で、交通の便が悪いから走らざるをえないだけなのであるが。

後者の例としては、健康診断で悪い結果が出ることを心配するあまり、必ず健康診断のときに緊張から本当に血圧が上がってしまい、血圧が上がらないで健康診断を受けるためにはどうしたらよいかと焦りまくり、健康診断になるとよけいに血圧が上がってしまって、という悪循環を作った、これもアスペ系の青年などが思い浮かぶ。

7. 人の気持ちが読めない

さらに、とくに自閉症スペクトラムに典型的であるのは、言うまでもなく、人に合わせることや、人への配慮をすることの苦手さ、いわゆるＫＹ（空気が読めない）である。空気が読めないことを指摘され、空気は読むものではない、吸うものだと反論したアスペの子がいたなどといったエピソードには事欠かない。

ただ、誤解のないように強調したいのは、人の気持ちが読めないということと、他者配慮ができないということは、別ものということである。むしろ、この問題に気づいている凸凹系の人は多く、代償的に人の気持ちに対して読みにくいぶん、逆にすごく気にするようになるのが常である。すると人の意図や感情に過敏に反応をしてしまうということが逆にもちあがってくる。

優しいご両親に愛されて育った凸凹のかたにしばしばみられるのであるが、自分以外の人が叱られているのに大泣きをしたり、他の人の気持ちを傷つけなかったのかすごく気にするということがよくある。

8．過敏性をめぐる諸々の問題

過敏性の問題はさまざまにある。注意を要するのは、過敏性のなかに生きてきたものは、それが当然なので外から指摘をされて初めてその存在に気づくということだ。なぜ冬になると気持ちが悪くなってぶったおれてしまうのか、診断されて初めて温風器の出す雑音への過敏性によるものであったことが分かったとか、クリスマスの時期にいつも気持ちが悪くなっていたのは母親がケーキを作るときに使っていたミキサーの騒音が嫌悪刺激だったせいだとか、いろいろな例がある。

この過敏性に対抗する手段としてしばしば身につけているのが、実は解離による防衛なのだ。自分の意識モードを、敏感モード、鈍感モード、英語モードなど、自由に切り替えることができるという驚くような特技をもつ人に出会うことがある。そこまでいかなくとも、どうも瞬間的に意識を飛ばすという技術が、過敏性に対する対応方法になっているようなのだ。これは子ども虐待などで、辛い体験を繰り返していると意識を切り離す解離の技術が身につくのと同じメカニズムなのだと思う。

いったん途切れた意識をどうやって戻すのか。全員ではないが、人によっては手を噛むといった自傷によって意識のリセットができるという。このあたり、たとえば、手首に巻いた輪ゴムをパッチンとはじくなど、もう少し穏やかな代替方法を教えることもある。

9．特定の精神科的疾患の注意

このような日常的な問題ではなく、未診断の発達障害において大変に気をつけなくてはならないことがある。これもとくに自閉症スペクトラムの場合である。先に述べたように、発達凸凹レベルを含め、とてもとてもうつ病が多いのだ。この事実をうつ病にまだなっていない人も知っておく必要がある。扱いを誤ると序章で紹介した父ケンジのような痛ましい事故に発展することがあるからだ。凸凹レベルの自閉症スペクトラムで、非常に優秀な人の場合、このうつが、創造の病のような形で現れることもあるという指摘がある。つまり落ち込んだあと、むしろ周りがあっと驚くような独創的な仕事が展開されることが少なくないのである。

10．クレーマーになる

これは最悪の形態の一つである。あらかじめいえば、クレーマーの全員が発達凸凹ではない。大きく分けると、発達凸凹系のクレーマーと、虐待系のクレーマーに大別できると思う。もちろんこの両者が重なることがあって、そうなると最強のクレーマーができあがる。

なぜこんなことが断言できるかというと、親子並行治療をおこなった親の側に、かつてクレーマーとして地域の学校などに名をはせていたお母さんが何人もいたからである。本に書いてあることを頭から信じ、行間にあるものを読まない。対人的な相互交流ができず、情緒的なやりとりができない。これまでの対人関係で被害的になっていて、実際にだまされたりしたことも多い。しかも正確無比な記憶をもっていて、ちょっとした言葉の違いや、相手が言った「子どものためにすべてをおこなうのが学校の役目」などという言葉を真に受けしかも盾にする。世間的な常識は期待できない。これらが総合されると、恐るべきクレーマーに転ずることは了解いただけると思う。

本人が正論と考えている常識的には無理なことを一方的にまくし立てれば、言われた側は引いてしまいその一部が実現する。するとこれがクレーマー側に誤学習の機会を与える。つまりこのような一方的な要求こそ、相手に通じると思い込むようになる。もう一つ、発達凸凹×虐待タイプのクレーマーの場合、気分の上下がしばしばあって(とくに双極Ⅱ型)、普段はうつになっているのだが、ときどき訪れる(季節の変わり目が多い)軽躁状態になったとき、突然に恐るべきクレーマーに変身するというパターンがある。

クレーマーへの対処法

脱線に近いが、このタイプのクレーマーに対応するコツは、発達凸凹の子どもに対応するのと同じ方法でよい。つまり枠をしっかりと示すということだ。必ず複数で対応し、記録を取る。できること、できないことを明確にし、曖昧な口当たりの良い言葉でごまかさない。

子ども本人の側も大体は迷惑をかけまくっているので、その点に関しての事実を正面からきちんと伝える。教育委員会に言いつける云々の言葉にたじろがない。

学校の側が保護者を訴えた裁判があったが、筆者はこのような裁判はどんどんやるべきだと思う。保護者であれば何を言ってもよいということではないし、学校と保護者とが協力をしあって云々といった情緒的かつ相互的な交流が成立しない基盤がクレーマーの側にもあるからこそ、問題がこじれるのである。

もちろん学校側も、発達凸凹への柔軟な配慮が必要であることはこれまでにも述べてきたが、この点に問題があることと、クレーマーの問題とはまったく別ものである。

凸凹の存在に気づく

対応について**本人のサイド**からまとめて述べておきたい。

もっとも重要な対応の最初のステップは、自らの凸凹の存在に気づくこと、である。それだけで大半の問題は解決の糸口が見つかることが多い。

次に、凸凹に対しておこなわれている代償のパターンを見つけることが重要である。これまで述べたことでお分かりいただけるように、整理整頓がおのずからできにくいことが理由で片づけ魔になるといった、過剰代償によって、自分で自分の首を絞めるというパターンが実に多いのである。自分の首を絞めるだけならよいが、周りの人の首まで絞めることがよくあって、そうなると凸凹ではすまなくなってしまう。

凸凹レベルを超えてしまったときにはどうしたらよいのだろう。周囲との間にトラブルが起きるレベルまでいったときには、専門家による心理カウンセリングや相談がやはり必要になる。ただし問題は、このような専門家においても、発達障害や発達凸凹への対応経験が非常に乏しいことだ。

一つ、お勧めできる対応法がある。それは、カウンセラーが認知行動療法ができるかどうか確認することである。発達障害や発達凸凹の場合には、カウンセリングといっても認知行動療法がよく対応ができるし、また副作用も少ない。世界的には標準であるこのタイプの精神療法に関してきちんとトレーニングを積んだ専門家は実はまだまだ少ないのであるが、わが国においても徐々に増えてきている。

とくにうつ病など、はっきりした病気の場合には精神科医の受診が必要になる。この場合も、事情は心理カウンセリングと同じで、まだ対応が可能な専門家は限られる。ただしこちらも、徐々に発達障害が避けて通れない問題になっていることに気づいている人が多い。この場合には、「薬に対して、非常に過敏に反応をするので、最低の容量の錠剤の半錠か一錠から出してほしい」とお願いすることがお勧めできる方法である。薬については次章でもう一度取り上げる。

おのずからがうまく働かない発達障害、発達凸凹において、熱が出たとか、お腹が痛いといった生理的な異常についてもじっと考え込まないとその状況になっていることが分からないことがある。凸凹の存在に気づくことは、こんなレベルにおいても最初の一歩である。

終章　療育、治療、予防について

早期チェック

最後に、発達障害と発達凸凹への療育と治療についてまとめておきたい。

第二章にあるように、脳科学は急速に進歩しており、遠からず発達障害は超早期のチェックがどうやら可能になりそうである。自閉症スペクトラムに関しては、いくつかの有力なバイオマーカー（生物学的な指標）が確定されてくると思う。すると、〇歳でのチェックも夢ではなくなる。そうなると、一歳代からの治療的な介入、時としては〇歳からの治療的介入が求められる。

療育の要点は、もともとの問題を軽減させることと、同時に二次障害を作らないことである。しかもその方法は、名人による名人技ではなく、ごく普通の両親、保育士さんが可能なパッケージでなくてはならない。名人によって作られた茶碗はすばらしいが、大多数の家庭に茶碗がない状態において、匠《たくみ》の技をあれこれ評価してもまったく始まらないからである。大量生産の普及品を行きわたらせることこそ、今求められているテーマなのだ。

超早期の介入に関して、いくつかのヒントがある。

筆者はこの数年、全国のそれぞれ特徴のある早期療育をおこなっている療育施設を四つ選定し、そこに通う計五〇名の二歳代の子どもたちに、同じ尺度で前方向視的（つまり二歳代から年齢に沿って前向きにチェックをおこなうという研究方法）な調査をおこなってきた。この研究は継続しており、小学校に入学する前の状態まで追いかけて評価をおこなう予定である。

これまでわが国では、さまざまな早期の取り組みがおこなわれてきたが、実をいうと早期療育の成果に関する前方向視的研究はなんと初めてなのだ。現在までに結果が出ている三歳代での中間報告を見ると、どの療育体制であってもそれなりの成果は出ているが、集団の療育よりもむしろ、親への指導を含んだ個別対応をおこなったほうがより良いという結果が認められた。

まだこれは中間報告なので、五歳代の結果を見ないと何ともいえないのであるが、とくに自閉症スペクトラムにおいて、集団での介入がとくに二、三歳代の幼児の段階では限界があるというのは納得ができることである。

親が知っておくべきこと

療育の要点をくり返すと、もともとの問題を軽減させることと、同時に二次障害を作らないということである。すると自閉症スペクトラムをはじめとする発達障害、発達凸凹の場合、二つのキーワードに集約される。愛着の形成促進とトラウマの軽減である。そしてこれまで述べてきたように、この二つ、愛着とトラウマとは相互に関連する。

自閉症スペクトラムの場合や多動をともなうＡＤＨＤの子どもの場合、子どもたちが親に対して子どもの側から波長合わせをしてくれない。親から平気で離れたり、さまざまなこだわりや過敏性をもっていたりと、いわゆる扱いにくい乳児、幼児になることが多い。発達凸凹の存在に気づかずに親が子どもに接して必死に行動を修正しようとしたときには、もともと知覚過敏性などのために怖い体験世界を生きている子どもたちに、さらに虐待を加えるような接し方をしてしまうということが十分に起こりうる。

前提として必要なのは早期からのきちんとした診断であるが、これは障害の確定というよりも、バイオマーカーやチェックリストを組み合わせて用い、凸凹を抱える高リスクの子どもたちをチェックすることが主眼となる。現時点でも、一歳六ヵ月健診をきちんとおこなえば、一歳代でチェックができる。

発達の凸凹への具体的な対応としては、どうやら個別の対応のほうが効果が高いようだ。つまり親への心理教育がとても有効で、また必要でもある。最近、さまざまな発達障害の子どもをもつ親へのペアレント・トレーニングがおこなわれるようになった。この早期におけるペアレント・トレーニングこそ、親を介した早期療育にほかならない。

それではペアトレで、親の側に何を教えればよいのだろう。必要な項目としては次のものが含まれる。

1. 子どもがどんな体験世界にいるのか
2. 子どもへの接し方、子どものための環境整備
3. 愛着の形成がどのような経過をたどるのか
4. 決してしてはならないことの知識
5. 大まかな年齢ごとの課題

である。この順番に、具体的な内容を書いてみる。

1. 子どもがどんな体験世界にいるのか

体験世界に関してとくに注意が必要なのはやはり自閉症スペクトラムである。さまざまな知覚過敏性によって、いくらか怖い世界にいる子どもが少なくないこと、周りがよく見えていなくて混沌としたなかで、分かりやすいもの（たとえば換気扇とかロゴマークとか）を手がかりに周りが徐々に見えるようになってくるということをまず知ってほしい。人への注目が弱いことや、一度に二つの情報を提示すると混乱してしまうことも重要な知

識である。さらに、子どもたちが徐々にバイパスを作って周囲を理解し、対処をしていく方法を身につけていくので、愛着形成など幼児期におけるさまざまな大事な課題が遅れること、しかし遅れるだけであるということはもっとも重要な情報である。ＡＤＨＤの子どもの場合には、周りからの刺激にすぐに引きずられてしまうこと、フィードバックがかからずに刺激の入力が即行動に移行してしまうことなどについて親の側に分かってもらえるとてもよい。これらの情報は、どのように対応したらよいかというヒントになる。

2．対応方法および環境整備

生理的リズムが乱れやすいので、早寝早起き、適度な栄養、適度な運動などいわゆる養生訓がもっとも大事であり、さらにそれだけでも良い働きをすること。つまり、普通の子どもにも健康な生活と考えられる生活を目指せばよいのである。一度に二つの情報を処理できないので、情報全体を制限したほうがよい。とくに幼いうちはテレビのような大情報源をつけっぱなしにしないこと、目の前の人が出す情報に注意が向きやすい環境かどうかを考えてみること、子どもが要求してきたときにきちんと対応することが必要なこと、体を使った遊びがとても親子関係を深めること、などが対応方法と、環境整備の基本になる。

3．愛着形成を巡って

健康な生活を目指していると、それほど苦労せずとも弱い愛着は速やかに成立する。しかし強い愛着が作られるのは小学校年代になる。とくに自閉症スペクトラム障害の場合、幼児期が一番大変で、学校に上がると多くはこれまでの苦労が嘘のように楽になる。そしてあれだけ無視をしていたのに、学校入学前後から、甘えが強くなってお母さんにまとわりつくようになってくるので、小学校年代になったらスキンシップを十分に取るようにすることがとくに重要である。するとしっくりとした親子関係が初めて可能になってくる。しかし同時に、小学校中学年になると我を通してみたいという姿勢がみられるようになる。この甘えを受け入れることと、子どもが我を通すのを阻止することは矛盾しない。筆者はお母さんに、小学校年代はお母さんがルールそのものと、頭ごなしに決めてよい、「きちんと戦って」としばしばけしかけている。

4．決してしてはならないこと

療育の大きな目標は、何といってもトラウマを作らないことである。体罰を避け、大きな声で怒鳴るのも極力避けたい。強く叱責されたときは周囲の情報が飛んでしまい、叱られたということだけが残る。すると、そのときは止めるがまたやるということを繰り返すことになるだけである。できるはずなのに、うまくいかないときには、こちらが気がついていないこだわりや、とくに過敏性が邪魔をしていないか、その目で振り返ってみることが必要である。

もう一つの御法度は、巻き込みを作らないことである。子どものこだわりに他者が巻き込まれたときにはあっという間にエスカレートしてしまう。その理由は、自分ができることの限界をやすやすと超えることだけでなく、他の人が一生懸命に手伝っても所詮本人の思うとおりには決していかないからである。やり直しになったりすると、今度は本人自身が不安になってしまって、結局これもエスカレートにつながる。自分で儀式行為をしたり自己刺激運動をしたり、道順に勝手にこだわっているのは原則として放置してよいが、その儀式行為を母親が手伝うように要求したときには、決してそれに応じてはならないのである。

5．年齢なりの大きな課題を意識する

発達障害および発達凸凹といえども、発達障害、発達凸凹であればこそ、年齢ごとの大きな課題というものが存在する。その具体的な内容は少し長くなるので、この章の最後に回したい。

集団教育においては、できるだけ参加できることが大切である。このことは拙著『発達障害の子どもたち』に詳細に述べた。生活の上での課題を、できるだけ細かくだいて、少しずつ進めていくやり方で、知的障害のレベルを問わず、大多数の子どもたちが着実な

成長を見せてくれる。繰り返しになるが、大多数の発達障害、そして発達凸凹は、通常はよくなっていく過程であり、そこで急激な不調が起きたら、何か二次的な問題が生じているのではないかと疑ってみる必要がある。幼児期からきちんと対応をしていけば、トラウマを極力避けることができるが、トラウマに相当する問題、とくに迫害体験などが生じたときにはトラウマ処理などの特殊な対応が必要になることもある。このことは第五章ですでに述べた。

薬の使い方

発達障害および発達凸凹の生理的な乱れに対する薬物療法についてここで少し触れておきたい。拙著『発達障害の子どもたち』で一章をさいて書いたが、再度取り上げておきたい。とくにトラウマへの薬物療法の新しい知見について触れておきたい。

発達障害、発達凸凹への薬物療法の大原則は、少量処方である。最低の量の錠剤の半量以下からスタートする、という原則にしておくとよい。抗精神病薬も、抗うつ薬もどちらも、三歳前後に用いるときは、一錠の五分の一から三分の一、七歳前後に用いるときは、一錠の四分の一から半分、学童に用いるときは三分の一から半分を目安にスタートし、一〜二週間での様子を見て、微修正を加えるという非常に慎重な処方の仕方がおすすめである。

抗うつ薬は気分の上下がある場合には、短期的には有効でも長期的には気分の上下の悪化を引き起こすことがあるので、問診を十分におこなって処方をすることが大切である。急に活動的になるといったエピソードがあるときには、気分調整薬という気分の上下を抑えるための薬がまず用いられる必要がある。

トラウマによるフラッシュバックに対する、手応え十分な薬物療法は、筆者にはごく最近になって漢方薬を用いてみるまで得られていなかった。神田橋條治が見出した、桂枝加《けいしか》芍薬湯《しゃくやくとう》と四物湯《しもつとう》の組み合わせといういわゆる神田橋処方は、大人子ども問わず、確かにフラッシュバック全般に有効である。症状に合わせてそのバリアントも用いられている。桂枝加芍薬湯は、小建中湯《しょうけんちゅうとう》あるいは桂枝加竜骨牡蠣湯《りゅうこつぼれいとう》に、四物湯は長く服用すると胃にさわることがあるので代わりに十全大補湯に代えて用いることができる。

量が多く独特の味と臭いを有する漢方薬の服用は、自閉症スペクトラム障害の子どもたちに限らず、子どもの場合は服用に困難をともなうが、桂枝加芍薬湯と四物湯に関しては錠剤も出ている。こちらも一包が六錠と、二つの薬を同時に服用すると計一二錠という数になるが、それでも粉薬よりも子どもたちには好評である。さらに服薬を開始すると、当初服薬を渋っていた子どもたちが、自らすすんで服薬をするようになる。このことも、この組み合わせの有効性を示すものであると思う。

てんかんとの類似

フラッシュバック(タイムスリップ)のための薬物療法として一般に用いられてきた抗うつ薬SSRIの服用は、ある程度の効果があるものの、自閉症スペクトラム障害の場合、とくに二次障害が重なった症例においては、被虐待がはっきりと認められない症例においても、双極性障害への薬物賦活という可能性を常に考慮する必要がある。フラッシュバックに加えて抑うつがしばしば認められる場合は、これまでに紹介した症例で何度もこのパターンが出てきているのでお分かりいただけると思う。このような場合には、したがって抗うつ薬SSRIに代わって、気分調整薬を用いることになる。この場合もまた、一般に用いられるよりもごく少量の組み合わせが安全で、十分に有効である。

炭酸リチウム五〇mg〜二〇〇mg、カルバマゼピン二〇mg〜一〇〇mg、パルブロ酸ナトリウム八〇mg〜六〇〇mg、クロナゼパム〇・五mg〜一mgなどの処方である。単剤で用いるのではなくこれに、リスペリドン〇・三mg〜一mg、オランザピン〇・五mg〜二・五mg、アリピプラゾール一mg〜二mgなどの極少量の抗精神病薬を一緒に用いるほうが、タイムスリップ現象のみならず、攻撃的行動や興奮の軽減にも役立つようである。

前の章で述べたタイムスリップ現象とチックとは、実は関連がある。フラッシュバックのところで取り上げた、人から言われた言葉を繰り返して言ってしまうという症状が、チックでもしばしば生じるからである。そうすると、抗精神病薬の少量が有効であるのは、背後のチックを抑えているところに働いている可能性があり、極少量で十分有効である理由が分かる。さらに気分調整薬は炭酸リチウムを除き、いずれも抗てんかん薬として用いられてきた薬である。桂枝加芍薬湯も抗てんかん作用をもつ。これらのことから神田橋は、フラッシュバックとてんかんの類縁性を指摘している。タイムスリップ現象も含めフラッシュバックは、神田橋が指摘するようにてんかん発作に類縁の現象ではないか。ただし抗てんかん薬として用いるときよりもはるかに少量で有効であるので、類縁ではあっても同一ではないと考えられる。

このように、薬物療法に関しては試行錯誤のただなかにある。現在われわれは、科学的な検証の実施を検討している。

年齢別の課題

さて最後に、年齢なりの課題を通覧してみたい。このような道筋を知っておくことはとても重要だと思う。

幼児期の課題としては、規則正しい生活習慣を身につけること、親子でのやりとりを学ぶことである。やりとりのなかには、一緒に体を使って遊ぶ、ものの受け渡しをする、言葉による簡単なコミュニケーションをするなどが含まれる。

学童期は、まずは学校に行くこと、学校のルールを守ることである。学校のルールには、先生の言うことを聞くといった基本中の基本も含まれる。教えられなかったことは知らないのである。そして甘えを受け入れ、親子関係を深めること、わがままを我慢させること、人の考えを知ることなどである。

中学生年齢になると、課題が変わる。谷間を埋めるよりも、得意なことを伸ばす練習も必要になるからである。毎日の予定を意識して、自分でできることを自分でする習慣がつくとよい。一方、親の側は少し本人をたてて、頭ごなしの言い方を減らすことが必要になる。また第二次性徴期になるので、自分の性を受け入れるなども重要な課題である。

高校生年齢になると一気に世界が拡がる。親が導けることはせいぜいここまでであるが、課題としては、自分のことを自分でする練習、そして大人の社会ルールや友達づきあいのルール、インターネットのルールなどが課題に含まれる。ここで必要なのは、一歩進んだ自分自身の凸凹に対する理解である。

青年期の課題としては、何といっても就労である。大学を出ていても、練習していないことはできないのだ。そして、発達障害および発達凸凹の場合、就労のあとにしばしばもう一つ、社会的自立という課題がもちあがることがある。単身で、親の世話なしに仕事をして生活をするためには、得ることが可能な公的サポートを含めて、どうしたらよいかというテーマである。

発達障害の予防はできるだろうか。筆者はそれは、発達凸凹のレベルに留めることによって可能であると思う。繰り返しになるが、凸凹レベルの場合、それはマイナスではない。

さまざまな発達凸凹がむしろ社会を支える原動力になる時代が来ることを祈りたい。

心理・精神医学

331 異常の構造――木村敏
539 人間関係の心理学 早坂泰次郎
590 家族関係を考える――河合隼雄
645 〈つきあい〉の心理学 国分康孝
677 ユングの心理学――秋山さと子
725 リーダーシップの心理学――国分康孝
824 森田療法――岩井寛
914 ユングの性格分析 秋山さと子
981 対人恐怖――内沼幸雄
1011 自己変革の心理学――伊藤順康
1020 アイデンティティの心理学 鑪幹八郎
1044 〈自己発見〉の心理学 国分康孝

1177 自閉症からのメッセージ――熊谷高幸
1241 心のメッセージを聴く 池見陽
1289 軽症うつ病――笠原嘉
1372 〈むなしさ〉の心理学 諸富祥彦
1376 子どものトラウマ――西澤哲
1456 〈じぶん〉を愛するということ――香山リカ
1625 精神科にできること 野村総一郎
1740 生きづらい〈私〉たち 香山リカ
1752 うつ病をなおす――野村総一郎
1852 老後がこわい――香山リカ
1922 発達障害の子どもたち――杉山登志郎
1962 親子という病――香山リカ
1975 日本人の〈原罪〉――北山修 橋本雅之

1984 いじめの構造――内藤朝雄
2002 選ばれる男たち――信田さよ子
2008 関係する女 所有する男――斎藤環
2020 ビジネスマンの精神科 岩波明
2030 がんを生きる――佐々木常雄
2044 母親はなぜ生きづらいか――香山リカ
2049 異常とは何か――小俣和一郎
2062 人間関係のレッスン 向後善之
2076 子ども虐待――西澤哲
2085 言葉と脳と心――山鳥重
2090 親と子の愛情と戦略 柏木惠子
2101 〈不安な時代〉の精神病理――香山リカ
2105 はじめての認知療法――大野裕

日本語・日本文化

105 タテ社会の人間関係 中根千枝
293 日本人の意識構造——会田雄次
444 出雲神話——松前健
1193 漢字の字源——阿辻哲次
1200 外国語としての日本語——佐々木瑞枝
1239 武士道とエロス——氏家幹人
1262 「世間」とは何か——阿部謹也
1384 マンガと「戦争」——夏目房之介
1432 江戸の性風俗——氏家幹人
1448 日本人のしつけは衰退したか——広田照幸
1738 大人のための文章教室 清水義範
1889 なぜ日本人は劣化したか——香山リカ
1943 なぜ日本人は学ばなくなったのか——齋藤孝
2006 「空気」と「世間」——鴻上尚史
2007 落語論——堀井憲一郎
2013 日本語という外国語 荒川洋平
2033 新編 日本語誤用・慣用小辞典 国広哲弥
2034 性的なことば——井上章一 斎藤光 澁谷知美 三橋順子 編
2035 22歳からの国語力——川辺秀美
2057 自立が苦手な人へ——長山靖生
2065 江戸の気分——堀井憲一郎
2067 日本料理の贅沢——神田裕行
2088 温泉をよむ——日本温泉文化研究会
2092 新書 沖縄読本——下川裕治 仲村清司 著・編

「講談社現代新書」の刊行にあたって

教養は万人が身をもって養い創造すべきものであって、一部の専門家の占有物として、ただ一方的に人々の手もとに配布され伝達されうるものではありません。

しかし、不幸にしてわが国の現状では、教養の重要な養いとなるべき書物は、ほとんど講壇からの天下りや単なる解説に終始し、知識技術を真剣に希求する青少年・学生・一般民衆の根本的な疑問や興味は、けっして十分に答えられ、解きほぐされ、手引きされることがありません。万人の内奥から発した真正の教養への芽ばえが、こうして放置され、むなしく滅びさる運命にゆだねられているのです。

このことは、中・高校だけで教育をおわる人々の成長をはばんでいるだけでなく、大学に進んだり、インテリと目されたりする人々の精神力の健康さえもむしばみ、わが国の文化の実質をまことに脆弱なものにしています。単なる博識以上の根強い思索力・判断力、および確かな技術にささえられた教養を必要とする日本の将来にとって、これは真剣に憂慮されなければならない事態であるといわなければなりません。

わたしたちの「講談社現代新書」は、この事態の克服を意図して計画されたものです。これによってわたしたちは、講壇からの天下りでもなく、単なる解説書でもない、もっぱら万人の魂に生ずる初発的かつ根本的な問題をとらえ、掘り起こし、手引きし、しかも最新の知識への展望を万人に確立させる書物を、新しく世の中に送り出したいと念願しています。

わたしたちは、創業以来民衆を対象とする啓蒙の仕事に専心してきた講談社にとって、これこそもっともふさわしい課題であり、伝統ある出版社としての義務でもあると考えているのです。

一九六四年四月　野間省一

講談社現代新書　2116

発《はっ》達《たつ》障《しょう》害《がい》のいま

二〇一一年七月二〇日第一刷発行　二〇一二年二月二二日第七刷発行

著者　杉《すぎ》山《やま》登《と》志《し》郎《ろう》　

発行者　鈴木 哲

発行所　株式会社講談社

東京都文京区音羽二丁目一二—二一　郵便番号一一二—八〇〇一

電話　出版部　〇三—五三九五—三五二一

販売部　〇三—五三九五—五八一七

業務部　〇三—五三九五—三六一五

装幀者　中島英樹

印刷所　凸版印刷株式会社

製本所　株式会社大進堂

定価はカバーに表示してあります　Printed in Japan

N.D.C. 374　260p　18cm

ISBN978-4-06-288116-6

筆者は二〇一〇年秋、静岡県の英断によってわが国で実にはじめて開設された、独立した児童青年期精神医学講座に教授として赴任した。限られた任期ではあるが、その間に、ひとりでも多くの児童精神科医を育てることが最後の仕事になりそうである。

最後に、講談社現代新書、岡本浩睦氏に深謝します。岡本氏の粘り強い励ましがなければ本書は成立しなかった。

杉山登志郎

二〇一一年六月

この本に取り上げた臨床研究は、全て下記の方々との共同研究の成果である。発達障害臨床における、辻井正次先生、川上ちひろ先生、浅井朋子先生、小石誠二先生、栗山貴久子先生、浦野葉子先生、加藤志保先生、東誠先生。生物学的精神医学研究における、森則夫先生、武井教使先生、中村和彦先生、鈴木勝昭先生、土屋賢治先生、松崎秀夫先生、岩田康秀先生、中村昭範先生。子ども虐待臨床における、海野千畝子先生、新井康祥先生、川村昌代先生、中嶋真由美氏、加藤明美氏、林義晃氏。当事者の認知特性に関しては、岡南氏、小倉正義先生。

　最先端なのか最後端なのかわからないとクビを捻りつつ共に学んだ研修医の諸先生、遠藤太郎先生、田村立先生、森本武志先生、小野真樹先生、江川純先生、松本慶太先生、松平登志子先生、鈴木善統先生、山村淳一先生、杉本篤言先生。あいち小児センターを巣立った彼らは、すでにそれぞれの場で大活躍をされている。諸先生に感謝を捧げたい。

　さらに、困難な症例の心理治療に当たってくれた臨床心理チームの諸先生、子ども虐待の親と子を支えてくれた保健師の方々、問題行動を多発させる子どもたちの看護に従事した病棟の看護師さん、さまざまな職種をつなぐ働きをしてくれたソーシャルワーカーの先生方、子どもたちの教育を支えてくれた大府養護学校の先生達に感謝します。子どもの臨床は、本当に一人では何も出来ない。相互に信頼できるチームが必要なのだ。

なアプローチが開けるという発見があった。また親子並行治療を通して、未診断の発達凸凹を持つ成人の治療を経験することになった。そのなかで、従来の精神医学体系は発達障害を念頭において作られていなかったがため、大きな欠落を抱えていることにも気づかざるをえなくなった。

精神医学も臨床心理学も、再構築の時を迎えている。われわれは大きな節目に立っているのだと思う。

今日のこころの臨床におけるテーマは、大人子どもを問わず、精神分析ではなく、発達障害とトラウマであると実感する。逆に言えば、この二つの問題に対する十分な知識と技能と経験とを持たなくては、これからのこころの臨床は成り立たないのではないか。

この本は、一臨床医が子ども臨床という狭い視野の中から見出した、これまで専門家にすら十分に知悉《ちしつ》されていなかった新たなテーマを取り上げ、まとめたものである。従って、発達障害についてある程度の知識を持たない読者に対して、いささか不親切な内容かもしれない。拙著『発達障害の子どもたち』(講談社現代新書)を併せてお読み頂くことをお願いする次第である。

あとがき

二〇〇一年秋、筆者は新たに開院した子ども病院、あいち小児保健医療総合センターに心療科（児童精神科）部長として赴任し、二〇一〇年秋に辞すまでの九年間、臨床漬けの生活を送った。この子ども病院において、筆者は様々な新しい取り組みを行った。曜日ごとの専門外来を設けたこと、その中に子育て支援外来という子ども虐待の専門外来を開設したこと、そして親子並行治療を行ったことなどなど……。それらの詳細については『講座子どもの心療科』（講談社）をご覧頂きたい。

この臨床の中で筆者はいくつもの新たなテーマを与えられた。とりわけ子育て支援外来によって新たに学んだことは多かった。トラウマによって引き起こされる後遺症の広範さと深刻さに驚き、従来の精神療法では歯が立たないことを経験した。そこからトラウマ処理という技法を学んだ。

この子ども虐待臨床が発達障害の臨床に密接に絡み合うことは、当初全く予想していなかった。しかしこの両者が複雑な絡み合いを示すことは、本書に示したとおりである。それだけでなく、子ども虐待の臨床から逆に発達障害の臨床を振り返った時に、多くの新た

杉山登志郎編著『講座　子どもの心療科』講談社、二〇〇九年
杉山登志郎編『発達障害への看護アプローチ』精神看護出版、二〇一一年

第八章

杉山登志郎「成人の発達障害」『そだちの科学』、13,2-13、二〇〇九年
杉山登志郎「高機能広汎性発達障害の歴史と展望」『小児の精神と神経』、48(4),327-336, 二〇〇八年
Brotman MA, Schmajuk M, Rich BA, Dickstein DP, Guyer AE, Costello EJ, Egger HL, Angold A, Pine DS, Leibenluft E. (2006) *Prevalence, clinical correlates, and longitudinal course of severe mood dysregulation in children.* Biolar Psychiatry. 60(9): 991-997.

第九章

加藤進昌『あの人はなぜ相手の気持ちがわからないのか』ＰＨＰ文庫、二〇一一年

Arts. Jessica Kingsley Pub, London.（石坂好樹訳『アスペルガー症候群の天才たち——自閉症と創造性』星和書店、二〇〇八年）
James, I. (2006) *Asperger's Syndrome And High Achievement: Some Very Remarkable People*, Jessica Kingsley Pub, London.（草薙ゆり訳『アスペルガーの偉人たち』スペクトラム出版、二〇〇七年）

第四章

杉山登志郎『子ども虐待という第四の発達障害』学研、二〇〇七年
西澤哲『子ども虐待』講談社現代新書、二〇一〇年

第五章

杉山登志郎『そだちの臨床』日本評論社、二〇〇九年
Shapiro, F. (2001) *Eye Movement Desensitization and Reprocessing*: Basic Principles, Protocols, and Procedures 2nd ed. The Guilford Press, New York.（『EMDR——外傷記憶を処理する心理療法』市井雅哉監訳、二瓶社、二〇〇四年）

第六章

杉山登志郎「タイムスリップ現象再考」『精神科治療学』、25(12),1639-1645, 二〇一〇年

第七章

主要参考文献

第一章
Marcus, G. (2004) *The birth of the mind.* Basic Books, Cambridge.（『心を生みだす遺伝子』大隅典子訳、岩波書店、二〇〇五年）
松崎秀夫「子どものこころの分子生物学」『脳21』、13(2), 138-145, 二〇一〇年
第二章
杉山登志郎「自閉症スペクトラム障害の成因」『アスペハート28号』スペクトラム出版、二〇一一年
杉山登志郎『発達障害の子どもたち』講談社現代新書、二〇〇七年
第三章
杉山登志郎・岡南・小倉正義『ギフテッド——天才の育て方』学研教育出版、二〇〇九年
岡南『天才と発達障害』講談社、二〇一〇年
テンプル・グランディン『自閉症感覚』中尾ゆかり訳、ＮＨＫ出版、二〇一〇年
Fitzgerald, M. (2005) *The Genesis Of Artistic Creativity: Asperger's Syndrome And The*